medical humanities
醫學人文叢書

心的時差

敘事醫學倫理故事集

[精神醫學篇]

林慧如、王心運 編著

高雄醫學大學
Kaohsiung Medical University

國家圖書館出版品預行編目(CIP)資料

心的時差：敘事醫學倫理故事集. 精神醫學篇 / 林慧如,
王心運編著. -- 初版. -- 高雄市：高醫大醫學系,
2020.10
面； 公分. --(醫學人文叢書)
ISBN 978-986-6105-47-0（平裝）
1.醫學倫理 2.醫病關係 3.文集

410.1619　　109014768

心的時差：敘事醫學倫理故事集(精神醫學篇)　初版一刷 2020/10

定價：300元

編　著　者：林慧如、王心運
責任編輯：沈志翰
封面 / 版型：馬睿平
內頁插圖：陳儀芸

出　版　者：高雄醫學大學 醫學系
地　　　址：807 高雄市三民區十全一路 100 號
電　　　話：(07) 3121101
傳　　　真：(07) 3121107
合作出版者：麗文文化事業股份有限公司
地　　　址：802 高雄市苓雅區五福一路 57 號 2 樓之 2
電　　　話：(07) 2265267
傳　　　真：(07) 2233073
郵　　　撥：41423894
法律顧問：林廷隆 律師
電　　　話：(02) 29658212

行政院新聞局出版事業登記證局版台業字第 5692 號　ISBN 978-986-6105-47-0

http://www.liwen.com.tw

E-mail: liwen@liwen.com.tw

目錄

目錄

❷ 故事充滿縫隙

❸ 敘事待發的聆聽空間

推薦序 真相看不見的重量

《心的時差》是一本值得推薦的好書。它是高醫的王心運與林慧如兩位老師，在「醫學人文」的課程裡，以「敘事倫理」(Narrative ethics) 為題，讓醫學系學生記錄下實習的過程，一起討論後，編撰成冊，做為後續省思與解析的依據。令人驚豔的是，本書除了替醫學知識提供第一手的臨床經驗外，更在理論的詮釋上，透過其不可見的重量，指出被科學數據掩蓋住的真相。

那是什麼？什麼又是它不可見的重量？這一切要從醫療倫理的先驅——李察・詹納 (Richard Zaner)《醫院裡的哲學家》[+]——談起。上個世紀末，西方醫學科技的長足進步使得傳統價值倍受考驗，安樂死 (euthanasia) 之類的質疑引發層出不窮的爭議。隨著這些紛擾的與時俱進，它最後反而變成阻礙醫學進展的罪

+ Zaner, R. M. (1988). *Ethics and the Clinical Encounter*. New Jersey: Prentice Hall.

魁禍首。為了解決這個盲點，醫學倫理隨之興起。於其中，最具代表性的，首推四原則[+]之說。簡言之，面對喋喋不休的醫療糾紛，他們借用法律判案解決爭端的方式，迂迴地用規範來彌補現狀缺乏共識的窘困。也就是說，儘管一勞永逸的是非對錯遲遲未決，我們依然可以原則性地看待共識，用以制衡現實處境中的爭執。就像一般的法律訴訟，訟辯之間彼此的糾纏不清，端賴最後的判決于以定奪。其結果未必是令人滿意的公平正義，但它至少把爭議解決掉。由於這種處理的方式既務實又明快，一時之間，它風起雲湧地推展到全世界。在臺灣，各個醫院倫理委員會的設置便是如此。時至今日，它業已成為醫療體系中不可或缺的一環。但這個光環真的是那麼完美無缺嗎？

仔細去推敲這種規範倫理的立論點，不難發現其中的破綻。原來，它最大的問題就在倫理意涵消失於問題的操縱之中。因為它的處置方式並不直接面對倫理情境，而是仿照科學的手段，切割掉所有藕斷絲連的連結，好讓事情按其本質去發展，其他的一切便得以順利進行。無疑的，這種做法暗渡陳倉一個概念的置換，即，以倫理之名，行政治之實。也就是說，它無所謂倫理的真相到底為何，而是聚焦在計算倫理產生的效益上，亦即，權力 (power) ，藉此化解各種歧見造成的困擾。一旦事情是如此毫無懸念地推展出來，倫理關切的宗旨也就殊

+即：自主 (Autonomy)、不傷害 (Non-maleficence)、行善 (Beneficence) 與公平正義 (Justice) 等四原則。

途同歸地達標了。這看似荒謬的說法倒也未必那麼不堪[+]。畢竟，在醫療的大前提下，療癒才是放諸四海皆準的終極目標。更何況，從管理的角度去看，任何實務的經營唯有用理性冷靜的態度，才能以最低的成本，生產出最大的利益。否則，在現代社會高度競爭的環境下，高談闊論的結果勢必無以為繼的。但，無論如何，此舉所表達出來的訊息則是：真相不再是重點，效益才是王道。這和當前網路文化所引領的世界風潮不謀而合。不過，我們也因此看到現今價值分崩離析的問題所在。那就是說，當效益取代了真相之後，競爭的輪迴宿命將釜底抽薪地摧毀掉凝聚這個社會的基石：人文。

詹納的醫療倫理就是為了是回應這個醫學人文的理念而來。他所設計的「倫理師」(ethicist) 是臨床上替醫療行為中的倫理意涵把脈，以便在醫療科技行使之餘，找到療癒目標可以心安理得的理由，要不然，就是為徘徊在治療苦難中的人們，發掘何以為繼的安心立命所在[+]。總之，這個過去由宗教來安撫人心的工作，如今交由與醫療科技攜手並進的倫理師來傳承。然而，因為它是個嶄新的設計，這裡頭有太多未竟之處，有待後續的臨床與理論的探討，才能讓醫學人文的理念發揮出來。不然，詹納個人的單打獨鬥是撼動不了現狀「輕真相、重實效」的逆流。畢竟，倫理諮商不同於心理諮商，他不是為了解決心理上的疑難雜症而來，而是要開發連結不同情境下的意

+ 所謂荒謬是說，用目的結果來證明方法是有效的，這主張本身就是不倫理。
+ 蔡錚雲等（譯）(2008)。**倫理師的聲影**（原作者：R. M. Zaner）。臺北市：政大。

義。但也有別於宗教的撫慰，他不是根據信仰來傳播救贖的福音，而是介於醫師與病人之間進行有效的溝通，好讓醫學人文的理念直接落實在當下醫療行為之中。

既然這樣的構想並非一蹴可幾的，憑什麼《心的時差》投入的心力會有事半功倍之效呢？那是因為它掌握到一個再恰當不過的切入點：實習。原來，做為社會基石的人文一向是由教育維繫的。然而，一般的醫學教育大都用心在知識的傳道、授業與解惑上。殊不知醫生與學生隸屬於教育體制上兩個截然不同的端倪。兩者固然皆戮力於知識的擷取，可是，醫生要對他的知識負責，學生則不然。這個落差頓時透露出醫療倫理的玄機：醫學人文不在技術的精進上，而在初心的保存之中。怎麼說呢？坐在教室裡的醫學系學生與病房中面對病人的實習生迥然不同。後者比前者多了一份忐忑不安。他明白，此刻的知識不再具有客觀中立的保護色，不像教室裡的學生只圖個理解就行了。醫療現場中的氛圍迫使他對病人負責，即便身為一個實習生，他其實是毫無招架之力。但也就因為這個不安，他首度意識到，用在病人身上才是決定知識價值的關鍵，而非知識本身。這個讓知識從邏輯上的對錯轉變對病人有用與否的樞紐就是醫生的養成。於是，實習過程中的學習，不再是表面上的以為那樣，把課堂上所學的知識拿出來活用就夠了，而是體會到如何把陌生的病人當做自己責無旁貸的對象去關切。職是之故，就在一開始的不安蛻變為完成時的自信之際，實習的目的大功告成。的確，面對病人時，一個合格的醫生會不由自主地散發出一種當仁不讓的信賴感。那絕非醫院管理所能教導的，相反的，醫院管理的成功與否有賴醫生培育的成熟度。事實上，若無醫生完整人格的搭配，再完善的管理制度都無法產生出最佳的效益。這也就是強調管理績效的醫學倫理無法與重視醫學人文的醫療倫理匹比之故。

接著，《心的時差》是如何達成起承轉合這個醫療倫理的任務呢？本書的內容結構劃分為實習的紀錄資料、反省迴響與醫師解析三個部分。這樣的安排層次分明、相互呼應，不是沒有用意的。首先是由實習醫學生的觀察所轉換的實錄記載（資料）的部分。乍看之下，相較於一般醫療病歷的簡明扼要，這裡的實習資料文采豐富。讀了之後，教人很難不動容。但也因為這個緣故，可用性不高。因為，做為嚴謹的科學數據，它參揉了太多實習生個人的感受。可是，在這個年齡裡，實習生自己的人生經驗十分羞澀，他的感受誠然真切，卻難逃膚淺侷限。因此，這裡的實習紀錄不足以被客觀的醫學知識所運用。果真如此嗎？讓我們進一步地去察看。精神病房裡的病人與一般的病人不太一樣，他的病徵不是一目瞭然的。於是，他很容易隱藏自己的身分，對沒經驗的實習生來說，尤其難以辨認。這時候，實習生在醫病的權力機制中，才是舉步維艱真正的弱者。只不過，他現在正要經由實習過程翻轉邁向強勢的一方。無疑的，經此詮釋，這個實錄資料立刻從科學的蒼白透露出帶有辯證歷史的厚度，即便那也只是他個人的心路歷程而已。這意味什麼呢？解讀後的角色轉換凸顯了這樣的實習故事更忠於經驗事實的發展。反倒是一般醫療病歷的客觀，不過是為了方便知識的有效控制，刻意所做的一些扭曲，比方：數位化

(digital)。當此之際，病人本身在這個醫療過程中退位為配角；隨之而來，人文亦消失於效益之中。相形之下，實習生看似主觀的心路歷程，卻因為揭露在與病人的互動之中，充分表達出醫療行為中的人文性格。無疑的，它顛覆了我們一般對科學證據看待的方式。不錯，科學數據強調可用性。但，那是針對知識技術而言。就醫療目的——治癒病人——不可見的真相仍是在人的身上，不論是病人，還是實習生。所以說，書中紀錄的多采多姿非但不是畫蛇添足，反而指出不可見真相的重量：豐富性。

這樣詮釋的用意何在？這便是其次要說明的部分。那不規則地散佈在各處的迴響是對實錄資料進行反省思考，把臨床上的個人紀錄翻譯為可靠實用的客觀知識。但，沒想到的是，此刻知識的打造過程卻和一般知識的建構大相徑庭，以致醫學知識的人文特色脫穎而出。怎麼說呢？在這裡，我們看不到強調普遍性的對象分析與判斷，更遑論命題的推論與演算。相反的，對紀錄的迴響盡是對知識的異化 (alienation) 或物化 (reification) 所做的抗衡。這又是怎麼一回事？原來，這種看似反智的傾向其實是一種同情共感 (empathy)。那不光是心理學上的一種感知能力，更是一種表現在相互審視中的客觀力量。也就是說，在我們的臨床經驗中，跨越個別差異的溝通產生於彼此的共鳴上，而非透過知識的強推所達成的普遍性。換言之，發生在我們身上的的同情共感不是主體意志恣意所為 ，而是自然而然地在人際互動中被喚起來的。有鑒於這樣認知行為的被動主體性，迴響反省所轉換的資料不再是我們以往的認定那樣，按照認知的因果關係依序構造出來的知識；相反的，我們先是被經驗中的雜亂無章似有似無地牽扯著，隨後，才在這拉扯之中開始對經驗本身反躬自省。經此辯證模式的說明，無疑的，帶有人文性格的醫學知識是保存初心所啟迪的結果，而非我們理智思辨打造出來的成果。的確，同情共感的用心是經由臨床中的共鳴震盪出來的，以至於其人文價值的客觀性不曾帶有強烈意識形態的個人色彩。無怪乎它和規範倫理的論述方式大不相同。離開了人際互動，我們很難孤立地看待它，即便是被規範化之後亦然。這麼一來，醫學知識的有效性不表示它要像科學知識那般被我們精心打造成至高無上的，更應該是說，所有的人文價值都是深入淺出地透過它而成為可能的。這種洋溢著人文精神的客觀知識，在本書每章最後的部分，巧妙地驗證在另一種的歷史辯證過程裡。

怎麼說呢？最後出場的醫師解析部分，亦即本書畫龍點睛之處，與其說是檢驗這種獨特客觀模式的人文知識，不如說以身作則地實踐出其客觀知識的人文氣息。對照敘事中的實習生，謝朝唐、唐守志與沈眉君三位都是現職的精神科醫師。從專業的角度來看，由他們評論這些敘事資料所表達出來的醫學知識綽綽有餘。但，更重要的是，他們多年前也都在高醫許敏桃教授領導的衛生署「醫療倫理」(2006-8) 研究團隊裡扮演著同樣的角色。換言之，醫學人文早就體現在這個歷史交替的承傳關係上。於是，當他們在專業知識上檢討這些資料時，顯現出來的不僅是客觀的數據而已，更是浮現在他們腦海裡十多年前留下來活生生的印記。也就是說，走過相同的道路，這三位醫師很清楚這些實習資料所記錄的惶恐不安，那是既期待又怕傷害的實習生涯。因此，他們不會用現在的身分草率地做知識上的批判，反而因為心有戚戚焉，讓現有的瑕疵勾起他們記憶中自以為是的點點滴滴。這就是上述同情共感的相互審視。尤有甚者，在知識的客觀討論中，那不只是個人的心理現象，而是彼此互通有無的人文情境。因為當他們藉此在細部解析實習故事時，不只是和這些學弟妹們互動，也是與他們自己的過去對話。一時之間，歷史辯證交錯在自己與他者的互動裡，人文意涵盡在於斯。的確，在這個基礎上，當醫師們針對一些專業知識進行疏通時，他們考慮的不受限於概念上的是非對錯，而是經驗事實的本來面貌。這些事實真相並非直接被認識到的，而是經由臨床上彼此的溝通、觀察與切磋慢慢累積出來的。對客觀知識來說，這些都是看不見的面向與片段。可是當它們被推積到一定的重量時，就會像知覺經驗中完形 (Gestalt) 的出現一般。這時候，那些片段面向就會相互連結，成為一個有意義的事件 (event)，向我們道出那難言之隱。為什麼會這樣呢？原來，就像那個身處病房的實習生，認知的壓力不是來自於面對對象時的無知，而是那份對他不捨的初心。就因為這個倫理的念頭，打通了認知上概念之間的瓶頸，讓隱而不彰的豐富內容一湧而出。無庸置疑，實習生吶喊招架不住的同時，也正是這些醫師回味無窮的感動之際。換言之，繁雜與豐富沒什麼不同，重點在於是否能藉由意義去貫穿彼此的隔閡。在人文的向度裡，有意義的繁雜就是多采多姿，無意義的豐富便是壓力的來源。相對於醫師們的成熟自信，實習生確實是青澀幼稚的。但對曾為滄海的醫師們來說，這又何嘗不是蓄勢待發在歷史辯證中的發願呢？就此而言，醫療倫理中的醫學人文不也就是那看不見重量的真相嗎？

蔡錚雲

曾任 國立政治大學哲學系 教授
國立中山大學哲學研究所 教授兼所長

推薦序 「蘭姆酒」與「玫瑰鹽」——互勉作個超有人味的醫師

讀完本書，腦裡浮現的是當初在精神科實習時的印象，那是 1981 年的事了。經過一段花木扶疏的小路、我才能由實習醫師宿舍走到北榮院區邊陲的精神病房。我已記不得那個月我照護過的病人，只記得我用我爸送我的派克鋼筆寫了很多的病歷，而且寫的都很盡興自在。這種感覺在近十多年來電子病歷蓬勃發展之後更形的強烈，醫師現在已不大用筆真正的「寫」病歷了。比起內科病歷、精神科的病歷沒有太多的檢驗放射報告分析，著重於人多於病，如「Female, 17 y/o, 喜歡打籃球和游泳……」（摘自〈願望〉一文，精神科入院病歷第一行）。內科醫師或許認為喜歡這個討厭那個並不是醫師該關心的重點。那究竟醫師知道病人喜歡打籃球和游泳這點是重要的嗎？

想想看、當聽到正報導著某個你曾住過的異國城市的新聞時，你會耳朵豎起仔細地聽完，有切身感也會更關心。同樣的，認識你的病人愈深，你會關心他愈多，自然也會有更好的醫病關係，最漂亮的一點是、近幾年的研究發現這也有助於正確診斷，合宜的醫療決策及治療效果。還不只如此，親密的醫病關係也是醫師醫療生涯裡的快樂源泉，它使得病房裡長年無休無止生老病死緊張的情境有了舒暢透氣的機會。當然醫療工作繁重，醫師不可能有太多的時間去好好地認識每一個病人，但是只要知道這是很要緊的事、隱隱之間就已發生改變了。

畢業後我選擇內科及之後的呼吸胸腔次專科為終生志業，仍斷續地有機會診治精神科的共病病人，不管是在門診或會診時處理呼吸胸腔相關問題，或在呼吸胸腔病房或加護病房收治溺水、一氧化碳中毒，呼吸衰竭等精神科過去的與未來的病患。我仍持續記得精神科實習時學到的醫療要著重於人多於病的概念，就像同學寫到的這段文摘：

當我們在醫院走跳久了，每位病患漸漸不再是「病人」，而變成一紙一紙的「病歷」時，期許自己還能記得年輕的自己面對姍姍這樣的病人時，內心的矛盾與爭扎。

——引自〈望天堂的雨輕輕灑落〉

不僅要記得，還更要寫下去！

希望實習多年之後的我們都沒有忘記這段感受，持續地感受這段感受會加速地使我們成為一個快樂的好醫師。這感受會持續影響你，你會更關心病人的這個「人」，醫病關係會更舒緩柔軟，這圓滿地回應了醫療志業對你的召喚，醫療生涯因此更堅定，工作與生活也更為平衡，這也減低了未來於職場上可能有的醫師過勞 (burnout)。

還更要寫下去！這段感受我相信同學只是在書裡面寫下了，但這還不夠呢！我知道大家都忙，但偶或你應該寫在病歷中，成為病歷的一部份，何況這還是精神科的病歷呢！病歷應該有這樣的「人」照護「人」的軌跡，這才是醫療的真義，怎可病歷裡充斥著電腦自動帶入的大量生冷檢驗數據及不痛不癢的複製貼上內容。這使得病歷不像是一本「人」的病歷，倒像是一個人的歷次門急診住院的資料及檢查驗報告檔。

還更要寫下去！不只是寫在病歷中，我知道大家都忙，但偶或你應該寫封信給你的病人或其家屬的。這對於醫病雙方都會有神奇的效果。這樣的醫療敘事書寫與閱讀能滋潤醫病關係，澄清思緒，撫慰苦痛，指引方向，在一段孤獨無助之後醫病雙方的再出發。

互勉作個超有人味的醫師

醫療的本質是以科學為支柱的人文關懷藝術。過去的醫療偏整體論 (holism)，注重身心靈全人的人文關懷照顧，因為過去實在沒有太多其他的選擇可作，但是病人內心的感受與滿足卻也完善。十九世紀末興起的現代醫療偏化約論 (reductionism)，深入到器官組織細胞，注重科學化的證據，隨著聽診器的發明，身體檢查 (physical examination) 方法的確立，病理生理學、檢驗與放射線檢查的進展，醫界以為科學更能合理解釋疾病的樣貌，心態上轉而著重於病人的「病」更多於病人的「人」。因此病人的生活習慣、喜好、主觀看法與感受，及不合醫理描述的主訴皆被漠視，彷彿不照醫書所述的就不是病似的，這又被稱為「病人的消失」，醫病間的鴻溝也因此擴大。人們總以為進步的科學可以解決醫療的所有問題，然而醫學是個最稚齡的科學，醫療的不確定性與複雜度非可輕易地掌握，親密的醫病關係才正可以扶持病人走過這段不安、疑惑、苦痛、與恐懼的照護過程。這照護的過程才是醫療的真正意義，空有醫學知識與技能並無法處理及達成這複雜的目標，這需要智慧。即便近年來醫療人工智慧的興起，短期內我以為並不會比醫師更好，雖然已有初階的醫療機器人及某些影像學檢查判讀及鑑別診斷清單的輔助，但對於全人醫療的整體評估，病史問診，身體檢查，以及醫病溝通與關懷，不太容易超越傳統人人的關係。機器少了一顆作為一個人才會有的人文關懷的「心」。這顆「心」或許人類與生俱來，但隨著年齡的成長，求學與社會化，工作與生活壓力，名利的追逐，人變得成熟世故，這顆「心」也變得不同了。高醫大的王心運與林慧如老師這十幾年來努力地於校園內及醫院裡推廣耕耘哲學、倫理學、及敘事醫學等，我以為就是要尋回那顆「心」。我更喜歡直白點的說法，找回「人味」。

結構人類學家克勞德・李維史陀 (Claude Lévi-Strauss)《憂鬱的熱帶》(*Tristes Tropiques*) 一書中曾提及加勒比海的馬丁尼克島上老舊傳統酒窖的蘭姆酒所以較現代酒廠製的更為香醇，是因為它存在不知名的雜質，比起酒的主體——純酒精，這沉澱於其中的不純之物反倒是酒，或推廣之，亦為文明的迷人之處。我認為醫療亦同；科學是醫療的支柱，如同酒的主體是純酒精一樣，都是醫療與美酒必要的成分，但分別來單獨地看，前者科學能醫人，後者純酒精能醉人，但都又粗又糙，不只是不美也不迷人，更也無「味」。另如玫瑰鹽，又稱喜馬拉雅岩鹽，是饕客享用牛排時喜歡撒上的調味料。成分為百分之九十八的氯化鈉（精製食鹽）及百分之二的雜質，其中微量的鐵使它有了粉紅色澤，除了給予我們精製食鹽的基本鹹味外，更也使得食物的風味變得餘韻深長。

尋回人文關懷的那顆「心」，就像是在現代醫療的科技掛帥思維裡找回那一點點雜質，那一點點不純之物，因著這樣的尋回，我們找回了醫療的「人味」。當然除了念舊，我們也要能創新，兼顧人文關懷與科技進展天平的兩端。最後，醫療本質就是人的照護，面對與扶持病患的受苦過程，期許我們都能作個超有人味的醫師。

陶宏洋

高雄榮總呼吸治療科主任
胸腔內科主治醫師
現任高雄榮總倫理委員會委員
高雄榮總醫學倫理委員會教學組組長

推薦序　初心

在這本書裡，一篇篇的見習紀實文本，既沒有豐富華麗的形容詞與鋪陳劇本，也沒有洗鍊的筆觸，卻真誠地展現了這些實習醫學生在成為醫者前的初心。

人道始於初心。人道不在戰火連烽的泰緬邊境、不在無國界醫師的伊拉克戰地醫院、不在印度死亡營區，而是在人心之中。由於人心油然而生的悲憫發韌，這些救援才能堪稱人道，醫療也是如此。尤其在精神病房裡，實習醫學生沒有足夠的專業知識與技能去作為逃脫恐懼的後盾，手無寸鐵的面對這些被社會描寫為精神錯亂、路旁砍頭、暴力傷害與潛在突然發狂的非理性社會邊緣人。在短短幾天的見習裡，同時要克服自己的恐懼、試圖進入病人的錯亂世界、甚至發心盡其所能的支持或者陪伴。不管使用方法嫻熟與否，甚至簡陋與不知所措，卻盡力的想要去成為病人的朋友、去體會與同理、去陪伴，或僅僅提供自己的肩膀做為病人的依靠，這就是醫者的初心了。有了這樣的初心，人道方有可能啟動。

倫理，如哲學家列維納斯所言，始於我與他人的關係，它發生在人與人的面對面時。當醫者與患者兩相照面時，倫理關係於焉形成。

醫學倫理在晚近十年崛起，甚至成為臺灣醫療界的顯學，這不僅是醫界對醫療助人行業的反省，同時也彰顯了迫切需要「倫理」的時代已然來臨。怎麼說呢？難道過去沒有醫學倫理嗎？為何在二十世紀末與二十一世紀初的此時被如此吹捧為一種風潮呢？從年輕史懷哲 (Albert Schweitzer, 1875-1965) 帶著夢想熱血沸騰的遠渡重洋到非洲，那史詩般被頌揚的人道醫療。及至轉進到二十世紀末與現在，醫學逐漸被財團機構化，將醫者困囿在商業系統中，成為產業創造財富的螺絲釘。商業管理與獲利為先的財團正無聲無息的將醫者的救治標上價碼，晚近更藉由醫院與醫師拆帳制 PPF (proportional physician fee) 以定額或定率方式抽成計薪，十足挑戰醫者的人性，也為醫學倫理佈下更多伏流。

然而，倫理如何教呢？就在經驗敘事的過程中……每個深刻的反省都加深了倫理的感知與向度……

敘事 (narrative) 是人類對經驗賦予意義的最基本方法 (Garro, L. C. & Mattingly, C., 2000)。我們每天都在說故事，因為故事是人類溝通的基本藍圖，當我們面對他人時，我們用故事的方式去說我們周邊發生的事、我們對某事件或症狀的反應……。故事提供一個強大的媒介來學習和了解他人，因為它可以提供一個使人們可以洞悉自己所未曾經歷過的事情的相關脈絡。尤其，病人的故事圍繞著因為疾病 (disease) 而來的受苦經驗，而這些受苦的生病經驗 (illness) 才是與病人生命共存且真正關切的。病人的敘說為病人自身的受苦找到些許意義，實習醫學生的敘說又為見證他人正在受苦的經驗找到自我的歸處。在這些學生的敘述文本裡，我們看見實習醫學生成為一個人的勇氣與想要以個案為中心的悲憫。他們描述個案、書寫自己在面對個案的挫折與嘗試，甚至坦承自己因為照見個案所帶來的痛苦，這樣的反省十足珍貴。

敘事的探索宛如一種理論建構過程，為這一特定講述中發生的事情提供了更寬廣的脈絡。敘說的底層結構涵蓋了個人的文化、價值、信念、思考與組織自己的方式。也因此，作者們藉由這敘述獲取與書寫的過程，去回想這與病人照面中，自身文化、價值、信念與生存狀態差異所激起的火花，然後為這差異找到一個安身之處，重新認識自己與病人。也在書寫過程中解構自己，最終再建構一個已因他者而拓展世界觀的自己。

專業可以從書本與文獻獲取，技術可以藉由練習而來，然而對於成為醫者的倫理自省，有實質經驗鋪陳的敘說不啻為好的倫理學習方法。敘說不但讓學生可以重新審視自己、建構自己，也讓老師可以藉此看見這些學生的學習與成長，並且找到提問與討論的倫理教材。對老師而言，也是再見自我初心的機會。相信從精神科病房見習結束之後，經由這體驗與反思，他們已然是個不同的人。相信他們會帶著這樣的經驗與覺察前進到後來每個與患者遭逢的時刻，並一生回味這樣深刻的初心。

許敏桃

高雄醫學大學護理學系教授

編者序　回首原是向前

這是關於 11 個靈魂的故事。

記述故事的是剛進入醫院的實習醫學生，場景在精神科病房。被視為「一路順風」的醫學生們，與一路跌撞行來的人們相遇，會發生什麼樣的交集呢？

《心的時差》是高雄醫學大學醫學系與麗文文化事業合作出版的第四冊醫學倫理故事集，本輯以「精神醫學篇」的方式呈現，希望為有興趣瞭解精神科的一般讀者、從事醫學教育者，以及從事醫療服務的專業及志工，或是願意接觸不同文本的讀者們，帶來一段迥異於日光理性的「心夜之旅」。為了貼近一般非醫學背景的讀者，本書延續了前一冊的一些友善閱讀的設計，包括：以「醫學小學堂」的詞條說明，整理故事中出現的醫學專業術語，並且在正文之前，把許多人無法分辨的精神科團隊的不同成員及服務內容也做成簡要圖說。另外，對於希望深入閱讀的朋友，我們更邀請了三位精神專科的主治醫師，為故事寫下深度解析，並以解析者的標題作為扉頁，將文本內容的三部分分別命名。

「心夜之旅」，是因為我們無法用透明的視線看透這層迷黯，無法用一般人的力量強度告訴故事中人，你們應該要更努力地支撐起你們的身體。其實，在精神科病人的世界裡，不是為了取得更高地位或成就的奮鬥故事，而僅僅是為了求得諒解，為了自己也不理解的病苦而辯護的漫長過程。如病人曾對唐守志醫師所說的話：「我很羨慕一般生病的人，他們要嘛斷手斷腳或器官受損，可以『光明正大』的生病，並且很明確獲得幫助；但我的病是看不見的，我的痛苦沒辦法被他人理解，甚至自己也不理解，也不知道要如何向他人說明；有時別人還懷疑我是不是裝病？是不是我自己不想好？」〈解析二：故事充滿縫隙〉。在《心的時差》這本故事集裡，病人的辯護不以語言修辭的方式呈現，而是以殘破的生命或受傷的肉體自行陳述。像喜歡打籃球的十七歲女孩，「她需要的是關愛，像那些神什麼的都太遙遠了，她只是需要有人愛她。」細數著從小被性侵、被寄養家庭家暴、被同學霸凌與老師羞辱的經歷，「連她都不知道自己為什麼要被生下來。」〈願望——精神科病房日記〉「透過她手腕的無數刀痕，拼湊出多少求助無門的夜晚，有多少次她就這樣想著：要是能結束一切該有多好。」〈求救訊號〉

像是卡夫卡 (Kafka)《審判》中的 K 先生，「一定是有人造了約瑟夫 ‧K 的謠，因為他根本沒有什麼過錯，卻在一天早上給逮捕了。」

在精神科，一切有點像不斷成形的謠言，因為真實不斷隱晦著自身，像隔著一層看不見的薄膜。我們對精神病因所知甚少，沒有精確儀器能偵測疾病的進度；另一方面，我們不知道病人說的是真是假，不確定明天的他是否仍然是他。因此相比於之前出版過其它科別的故事，本書所描寫的故事，幾乎無一例外地蒙上這一層薄薄的膜，在病人的敘事和實習醫學生情感的喃喃自語中，時間與現實被片片斷斷的層層疊揉，很難存在著理性慣行的直線空間。精神醫學的複雜性，對剛入醫院的生活已略嫌雜沓，頭腦裡還帶著一大堆知識的實習醫學生而言，更加難以適應。

這是一段「過早的相遇」，謝朝唐醫師精闢地指出，在醫師的養成過程中，「實習醫學生的身分無疑是最特殊的。」〈解析一：記一段過早的相遇〉在這些過早相遇的故事裡，我們讀不到病人明顯好轉跡象的劇情，但「讀到隱而不顯的悲觀。即便作者也試著要去找出一個相對正向的出路或期許，但最終仍留下一個奇特的悲喜劇氛圍。」〈解析一：記一段過早的相遇〉故事的尾端總留下同學們默默的祝福，似乎表明他們站在一個進不去，但也出不來的位置。

「進不去」是因為實習醫學生還沒經歷病人形成的過程，「出不來」因為他們仍沒經歷與病人分離的辯證過程（請見〈解析一：記一段過早的相遇〉）。就在這不進不出的尷尬位置裡，他們得被迫「取消」書寫要求精簡確實的強大合理性，但也因此莫名其妙的豐富了倫理的縫隙。只是這種取消性書寫的痕跡還不是當時的他們所能看見，只是在「大費周章地，只為了把那一點點莫名的片段保存下來」時，才偶然地被埋進文字裡。「為了不給這些活生生的人物硬加上一副不屬於他們的面具，倫理書寫常常只能勉強地記下掙扎、困惑、聯想等線索，等到有一天我們可以重新描述它們。」〈解析一：記一段過早的相遇〉

過早的書寫 vs. 熟成的解析，是在《心的時差》裡的新鮮開箱。

故事的另一面向則是「敘事待發的聆聽空間」，若將鏡頭拉至臨床情景裡的另一重要位置：主治醫師（臨床老師），我們會發現主治醫師和實習醫學生在臨床的種種不同涉入程度。唐守志醫師以「醫—病—人—人」四個軸向進行深入的分析。實習和住院醫師處於「常人以上，醫師未滿」的階段，對「病⟷人」間種種樣態的疾病仍無法掌握，對「醫⟷病」所需的專業技能也尚不足夠，此時，最容易被他們觀察到的是「醫⟷人」之間的角色掙扎，或回到「人⟷人」之間的日常倫理向度（請見〈解析二：故事充滿縫隙〉）。

實習醫學生這種「模糊的角色定位……能夠讓實習醫學生的臨床視角，不被已然清楚界定的職責與角色所限，而保持著對病人，其他醫療團隊與自己互動中的現象的好奇。」〈解析三：敘事待發的聆聽空間〉因此故事中對老師的側寫，正是學生安放自己的焦慮，在眾聲喧嘩裡，開始聆聽更多的聲音，慢慢將聲音化為經驗的概念，並整理自己情緒的完整內化與學習的過程。而臨床老師，其實正是維持上述過程進行的穩定力量。沈眉君醫師透過分析聆聽空間的多樣性，精彩地接住了來自病人與醫學生的求救訊號。

「你要好好讀書，等到你成為哪一科醫生後，我一定要去找你看，不管什麼科。」〈精神病房裡的蝴蝶〉時間被提醒也被期許，心的時差敘事待發。就像毛毛蟲變身為蝴蝶，羽化過程不同，分殊為不同的故事。這兒多是憂傷的故事，但也是醫學生一路成長的故事。

* * *

《心的時差》是高雄醫學大學 M102、M103 與 M104 屆醫學生關於精神科實習的優秀作品選集 。從大一大二開始認識他們，至今仍依稀記得他們當時的模樣。不得不承認一路由青澀青年逐漸轉變為獨當一面的醫師，時間帶來的轉變有多麼的強大：從校園路上親切的打招呼，大三大四被課業壓得一副呆頭呆腦狀，乃至進醫院實習後，偶爾在醫院匆匆相遇，才勉強從口罩上方的眼神識得模樣。但當此時重新閱讀他們親身作品時，又覺得如此熟悉與親切。

本書也是一段深厚情誼的回溯。從民國 95 年開始，在高醫許敏桃老師與當時中山大學哲研所所長蔡錚雲老師的主持下，進行了為期三年的「臨床倫理諮商本土化模式之運用與評估：情境倫理的臨床實踐」計畫。本書三篇深度解析的作者，謝朝唐、唐守志，以及沈眉君三位醫師，加上我們二位編者（高醫林慧如與王心運老師），另三位超級優秀的夥伴，楊運弘、李秉潔與謝一麟等幾位曾經的小夥子，一起擔任計畫實驗中小白鼠的工作（當時我們戲稱自己為小白鼠讀書會）。為本書賜序的陶宏洋醫師也一起參加了當時的活動。15 年後因為這本書的編輯，我們又重新拉上了這條線，再度從遠方彼此相會。如同守志醫師在解析文末所說：「線上聚會一開始，我們彼此花了點時間相視而笑，感覺這些年來的同與異。」在線上我們討論的很熱烈，隨後也在社群裡留下討論的文字紀錄。雖然有著多年的情誼，仍不忘拉開彼此的觀點，給予不同的意見與質疑。特別因為是精神科病人的故事，故事出版與病人隱私的倫理課題，應有更為特別謹慎的考量。

本書的案例故事是由實習醫學生親身經歷，並依照課程的方法要求而完成的，大部份人物的對話雖屬於個人經驗與生活描述，然而故事某些程度仍反應了醫療情境的真實面。儘管部分關於病況的描寫，均出於實習醫學生的主觀觀察與反省蘊釀，然而對話本身，對於精神治療而言具有本質上的聯繫；它不僅是治療的方式，也是被治療對象（說話者）的某種表像；這樣的故事無可避免會涉及病人的個別性，將對話描述出來，這事本身就有倫理疑慮。

面臨專業的質疑，隨後的過程讓我們更加警覺。本次案例故事的寫作由實習醫學生的觀察所轉化而來，在整理出版的過程中，又特別提醒要小心修改與隱蔽個資。例如儘量避免可被指認的人事地物、性別、年齡、不必要的相關人物等等，其中可以取代或修改的部分都值得嘗試。至於正式病歷的內容與個資是嚴格禁止使用的。而文中提及藥物或某種病狀，如屬於一般標準治療方法則無妨。因此，若故事中出現彷彿相似的情節，應屬人類共同可能的經驗，或無法直接被指認為真實，而這基本上正是我們的目的。

倫理的考量再多也不為過，雖然團隊並沒有達到最後共識，也殘留了一些不易達成的遺憾（如知情同意的困難），然而編者的心中仍有一定的信心，因為在故事的文脈裡，看得出作者們對照顧對象總是出於善意與關懷懷，並以自己的方式為他們辯護，保護著他們。但即便如此，最終如果仍有思考不周的爭議或衍生的問題，這些責任均由編者來承擔。

為了完成編者序，特別找出 15 年前活動的舊照片，當時在高醫舉辦了場「何謂醫學倫理」的系列講座。蔡老師的頭髮那時還是黑的，今年年初拜訪蔡老師時已是鬢髮花白的怡然睿智長者了。倒是許老師幾乎沒有什麼大的變化，一樣的慧黠與靈動，充滿文青的氣質。感謝兩位老師常久以來不論是生活或思想上的支持，特別目前蔡老師眼睛無法操勞過久，仍然奮力閱讀並爽快答應賜序，為此我們除了感謝更是感動。此外照片中也赫然出現陶宏洋醫師的照片，當時我們還未與他深識；幾年後我們開始定期參加陶醫師於高雄榮總主持的醫學倫理法律討論會，在深具人文氣質的陶醫師主持下，討論會不管在模式與深度上，都堪稱臨床倫理討論的經典之作。

關於出版的工作。首先謝謝麗文文化事業主編沈志翰先生，從去年就開始與我們一起激盪本書的構想，在漫長籌備過程中，在我們一些額外要求下仍提供我們各種協助。此外，因為不自量力地接下了包括美編、排版與校正等吃重的工作，這方面謝謝高醫馬睿平老師，以及王俐晴、黃雅新與黃恩慶同學，大半年來，大家犧牲了無數的下午，只為了討論更好的視覺與文字的編排效果。此外謝謝陳儀芸小姐為我們細心設計精神科圖說介紹的圖文構想。如果沒有您們的付出，這本書的出版將一直是個形上學的問題。

除了感謝三位作序的師長、三位深度解析的醫師，最後要感謝的是本書真正的說故事者，本校醫學系 M102、M103 與 M104 屆的作者們。很多同學是我們從一年級相識至今的朋友與夥伴。看著他們專業知識與內心世界的成長，心中充滿著感動與期許。感謝他們無私地提供自己的故事，感謝他們用心寫下的好故事，感謝他們共同為高醫的敘事倫理發展所奉獻的一段青春歲月。

王心運

高雄醫學大學醫學系

導讀　剎那真實的光與影

若說「白色巨塔」是人們對醫院故事的戲劇想像，則巍峨塔內最幽深的密室，或許就是精神醫學的領地。精神科病房，一個經常被社會誤解、為大眾所恐懼的場域，理性的光照不能穿透其重重迷霧；但對於身陷精神痛苦的病人而言，這卻像是文明社會留給他們最後的一個棲身處。在此幻妄與真實缺乏明確的邊界、絕望與希望交織成奇異的文學。匯集了各種真誠又誇飾的情感，錯綜複雜的情節，更加令人困惑地沉思起真實的意義了。

《心的時差》，是高雄醫學大學的醫學生們進入精神科實習時用心寫下的故事。為了保護精神科病人的隱私，故事中人物的個別特徵都經過作者的改寫，僅保留故事發展的一些關鍵型態（也因此故事情節如有雷同，純屬巧合）。如果經過創作改寫，那麼這些故事還算是真實的嗎？除了故事的滿足與文學的享受，如果讀者們願意進一步思考些更深入的問題，那麼閱讀精神科的故事，正好可以帶領我們思考「何謂『真實』？」

這個尖銳的哲學問題。

「真實」的場景

從情境入手，實習醫學生引領我們進入這個重門深鎖的特區。背負著社會大眾對於精神疾患的想像和誤解，以及自身對於醫學科學的信念和使命，一場場小型腦內風暴就在讀者面前逐一展開：

我還沒遇到這樣的案例，學長姊也怕遇到……

——引自〈精神病房裡的蝴蝶〉

短短兩句話，道出了一般人即將接觸精神科前莫名巨大的心理壓力。如果將距離從想像的世界拉近，實地進入真實的現場又會發生什麼樣的情況呢？

唰的一聲，一道道帶著打量審視的目光瞬時投射在我身上，在第一次跟醫師踏進精神科女性急性病房時……明顯的感受到我像一個入侵者，對我的警戒心瀰漫了整個空間……

——引自〈望天堂的雨輕輕灑落〉

作者很敏銳細膩地捕捉到空氣中的氛圍：由病人們一道道打量著的、警戒著的目光所醞釀出的氣氛，使得作者不由自主也「謹慎且緊繃」了起來。敘事中所說的「場景」從來不只是一個空間上的地點。藉由觀察與描寫的鋪陳，我們才進一步理解事情發生的具體光景。原來治療關係不是簡單的一紙定型契約，從彼此陌生到關係的建立，對新手而言總是這樣戒慎恐懼、步步為營。從這樣的場景出發，我們可以看見，當醫學生們一開始感受到病人對他信任時的感動和珍惜：不論是病人少女主動過來拉起白袍醫學生的手，或是病人阿姨親切的第一句話：「醫師啊！我覺得我跟你很有話說」〈必經之路〉。這些在互動中才閃現的質地，才讓「事情本身」變得具體：在無法預見的日程中，在與病人面對面的某個時刻裡，醫學生真實地感受到自己對於病人的倫理責任，「白白得到她的信任，卻絲毫解不開她的困境，我依舊為自己的無能為力而懊惱」〈願望——精神科病房日記〉。

虛與實的弔詭

儘管在好不容易建立起的信任關係中喚起了醫學生呵護病人的決心，但相較於其它科別的疾病症狀，精神科病人的病情根本超越了一般理性的規則。如果連病人的「主訴」都無法辨認真實程度有幾分，那麼醫者要如何拿捏治療方向與應對的尺度？在各篇故事裡，都可發現虛實難辨對於醫學科學所帶來的困擾。也許因為一個一般看來微不足道的改變，「所有努力付諸東流」〈阿月的故事〉。例如因為物品的使用（筆、手機）、語言的刺激（發病）、環境的聲響（病友情緒發作）等，就讓病人瞬間變得迥異於先前所認識的同一個人，作者們開始懷疑先前病人所說的真實性，也更加擔心自己應對分寸的拿捏。

精神科的弔詭是這樣的：「越承認自己有病，你的病越樂觀」〈無題〉。這個虛實難辨的困擾，在〈凱旋門後〉一文，有一段精彩的辯論。當醫學生聽見病人抱怨先前的醫師對她處置不公，事後兩位同學一來一往，非常認真地討論起如何回應病人的說法。以下以「反」代表反對病人所說為實，以「正」代表肯定病人所言為真：

反：「精神病人的話語可信度要打折」
正：「如果沒有人相信病人所說是真的，誰來保障病人權益？」
反：「如果指控是來自病人的幻覺或被害妄想，醫生如何保護自己權益？」
正：「也有別的病人這樣覺得，表示這不是一個人的偏見。」
反：「那個別人也是精神病人，他的話也不一定能信。」
正：「如果全部病人都控訴醫師不公，仍要一味保護醫師嗎？」
反：「萬一那醫師真的無辜？或那處置只是治療的一環？」
正：「還是要看有沒有第三方的證據才能知道吧？」
反：「如果沒有能提供證據的方法呢？」

這場宛如莊子與惠施各逞機鋒的辯論，最後「爭辯漸漸陷入僵局」，雙方也都陷入沉思，只得等待次日向師長尋求解惑。而他們爭辯的論題也讓人想起〈齊物論〉中「罔兩問景」的故事。影子的餘影（罔兩）質問著影子（景），你為什麼都不能有一個固定的性質呢？影子對於這個抗議的回覆是：「吾有待而然者邪！吾所待又有待而然者邪！」平常人們認為不言自明的真實，也許只是建立在未經思考的不穩定條件之上。

起作用的真實

精神科實習現場讓我們特別關注到「現實感」的問題，除此之外，故事作品還能帶出更進一步的討論：「敘事醫學」是對於臨床事件的事實描述嗎？作品的價值是否是建立在敘事的真實性？如何區分一份醫療記錄與一則敘事醫學作品？這些問題的核心，也許可以歸納為「什麼是敘事中起作用的真實」。

在〈高粱〉一文中，作者描述了接觸病人阿賓的好幾度轉折。初次見面時阿賓禮貌的微笑，讓人覺得他是個親切的男人，但閱讀完病歷，又經過第一次會談，作者簡直義憤填膺：

那時候我覺得，這真的太荒謬了。
我心想，他怎麼可以這樣？十幾年來，他沒有工作、經常酗酒，還有家暴問題導致他的家人全部都有保護令；現在他太太去訴請離婚，他不但不反省自己的問題，還質疑妻子為何要跟他離婚，甚至懷疑妻子對他不忠？

——引自〈高粱〉

這句「太荒謬了」以及「他怎麼可以這樣」直白揭露了作者的氣憤，而且這個反應看來完全合情合理。眼前這些事證都有憑有據，是非對錯好像很分明。如果真相到此為止，這個病人等於經過事實鑑定而被倫理判刑了。

所幸作者仍然保有故事的好奇，後續會談中聽進了阿賓坎坷的人生故事，在一連串不幸的巧合下，阿賓為家庭與人生付出的努力全白費了，於是他割腕自殺、患上躁鬱症、失業閒晃，到處找朋友喝酒。這些沉痛悲歌讓作者鬆動了原先的立場：「前幾天他所說的那些令我覺得荒謬的話，或許只是他無法接受離婚事實而說出來的氣話」〈高粱〉。

如果說作者知道了更多的事實，所以改變了對阿賓的判斷，這確實沒錯；但這卻說不出故事讓人動容的原因。反倒是文中有一段跟病人的病情不太相關的小小對話，卻使故事變得更饒富人情味：作者問病人喝什麼酒，阿賓說他什麼都喝，還把38度的高粱冰在冷凍庫，「那個冰冷凍不會結冰啦，但是會變得稠稠的，喝起來不會那麼辣，比較順口」〈高粱〉。在問答行動中，阿賓和作者自然地處在一般人的平等對話位置，因為有人傾聽，沉重的故事彷彿變得輕盈、變得可以承受。

那麼什麼是敘事中起作用的真實？從上述例子中，可發現真實應該不是一次性的答案揭曉，而是將所有色聲香味觸法的斷章「融散為整」的過程經驗。雖然有人主張文學不同於現實，文本世界有著一種文學的自足性，但故事的真實總是來自敘事的模擬，它與生活世界及社會語境始終有著綿密的關連性。

倫理連結的渴望

從《白色倒影》、《藍色簾子》、《實習醫聲》，直到手中這本《心的時差》，當我們沉浸在臨床故事的豐富世界裡，「敘事醫學」這樣一種特殊的「文體」已然在眼前展開。對於這種跨界的文體，到底應該用科學紀實的眼光，或是用文學鑑賞的角度加以評斷呢？

本書的倫理故事都發生在逼真的臨床場景，但於相較於一般醫學倫理案例，似乎又顯得不那麼醫學，甚至有些故事讀來太淒美，彷彿是短篇文學小說創作，許多臨床教師也常問道：從這些敘事作品，我們到底應該讀出什麼？

在前幾冊導讀中，我們曾提出分析敘事醫學倫理故事的三大面向，其中「敘事表達能力」與「倫理脈絡呈現」相對易於掌握，於此不再贅述。至於「倫理內涵品質」，則介於可見與不可見間，但這正好是連結敘事與醫學的關鍵。

沙特在〈為何寫作？〉+ 一文中，提到寫作是將展示世界作為一項工作而奉獻給讀者，而閱讀是作者與讀者之間的一種慷慨的契約 (pact of generosity)。沙特評論那些素樸的實在論者錯誤地認為「通過沉思就可以揭示真實」、就能對真實「描畫出一幅不偏不倚的圖畫來」，那簡直是無稽之談。相反的，「真實的世界只有在行動中才能展現」。敘事寫作本身就是一種倫理的行動，在文本世界中，作者為人物命名，對事物描述，這本身就是對於客體的一種介入及改動。相同的，作為讀者的我們，進入敘事世界也意味著必須親身創造出作者所揭示的事物，才能以感知接住作者的話語，藉由行動與作品產生連繫。

在本書收錄的故事、迴響與深度解析之中，我們都看到這樣的隱然連結：在繁忙的臨床庶務與茫茫人群中，為何有

+ 沙特 (1949)。〈為何寫作？〉收錄於伍蠡甫，林驤華 [編著](1999)。**現代西方文論選**。臺北市：書林出版有限公司。頁 199-222。

些病人的出現讓作者感到「一種被閃電擊中的命定感」〈裂縫微光〉？為何一時不敢對病人問出口的話語，「後來卻成為在腦海縈繞很久的問題」〈願望——精神科病房日記〉？為何醫學生實習結束將離站時，總會想著留下叮囑、留下字條，或留下任何形式的祝福話語？凡此種種自發行動，不是出於專業要求，卻不約而同指向一種倫理連結的渴望。

那麼，到底應該如何閱讀一部敘事醫學的作品呢？如同沙特所說，閱讀乃是「由作者激發起的慷慨」，邀請我們去認同或不認同這樣或那樣的事，因此創作本身就是一種「對人們的自由寄予信任的行為」。在這本故事集中，實習醫學生把他們進入臨床的初心託付給我們，作為編輯者、閱讀者以及回應者，我們同樣也是白白地得到他們的信任。作者正邀請著我們以自己的名義回應他。

因此，切莫再問該從這些作品讀出些什麼，這些作品的倫理內涵品質，只有通過我們一次次的親身閱讀，才得以臻於完備。

林慧如

高雄醫學大學 人文與藝術教育中心

療心夥伴

走進精神醫學園地，我們會遇到許多人，這些人是誰？會做些什麼（服務）呢？又會在哪裡（場域）幫助我們？讓我們一起來認識他們吧！

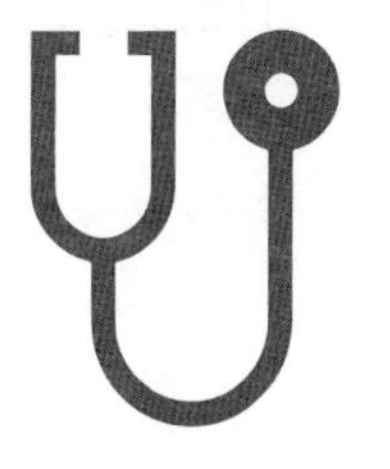

精神科醫師

服務：與病人會談問診，評估診斷後，安排治療方案，如：住院、藥物或心理治療。只有精神科醫師可以「診斷」及「開藥」。

場域：醫院、身心診所

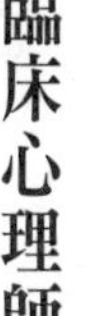

臨床心理師

服務：幫助患有心理障礙、困擾或精神疾病的病人，進行心理衡鑑、心理治療與精神鑑定。

場域：醫院、身心診所

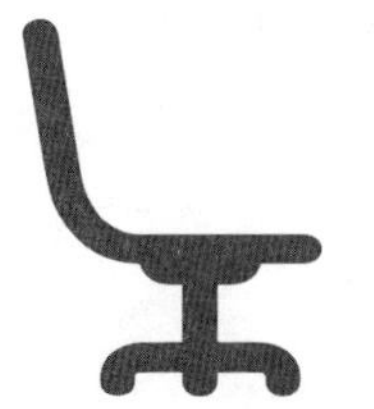

諮商心理師

服務：幫助有心理困擾的民眾進行心理諮商、心理衡鑑、心理輔導等工作。

場域：學校、諮商診所、社福機構，以及少數醫院

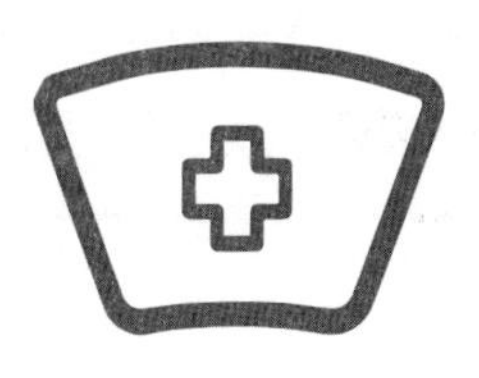

精神護理師

服務：提供病人臨床照護與疾病護理、協調整合醫療服務，並擔任病人與醫療人員的溝通橋樑。

場域：醫院

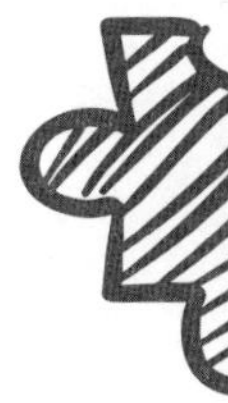

職能治療師

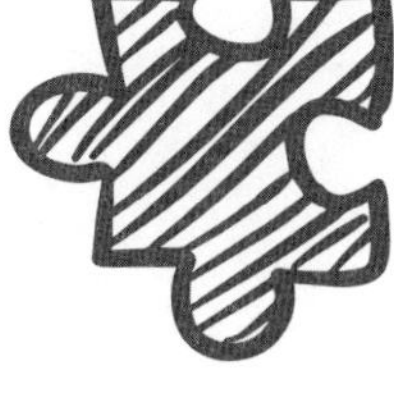

服務：幫助病人進行精神復健、重建生活能力，提供回歸社會的復健練習。

場域：醫院、復健診所

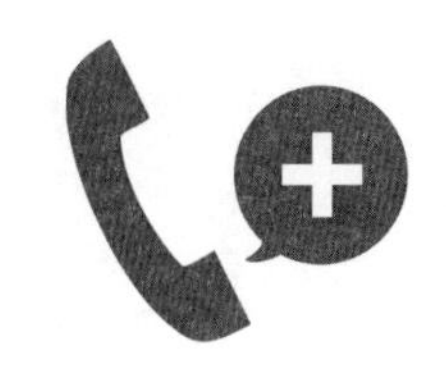

精神社工師

服務：協助病人尋求就醫、復健等資訊與資源，改善疾病帶來的家庭、社會及心理問題，幫助病人回歸家庭及社區。

場域：醫院、社福機構

上述不同精神專業會相互合作，形成醫療團隊，共同努力在各層面上幫助病人喔。

心晴步道

嗚嗚……感覺心情很差、睡不好，已經好多天……去看看醫生好了。

經醫師專業診斷後，決定後續的治療方案，如：給予藥物或心理治療、轉介心理師或治療師以接受復健。也會依照症狀嚴重程度，評估是否安排住院

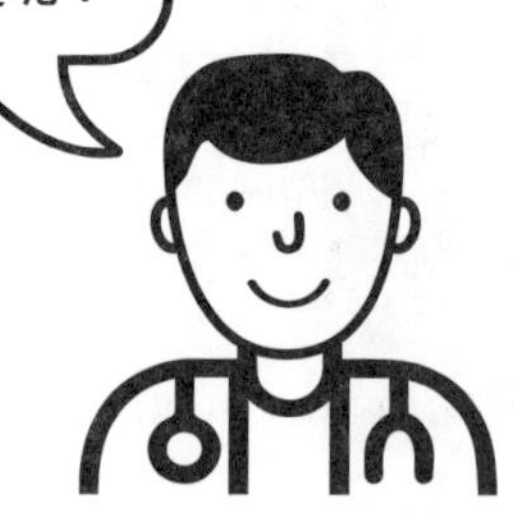

門診

一般及輕微

定期回診

輕微心理問題且無自傷或傷人行為，定期回診接受藥物或心理治療

較嚴重

急性病房

病人有嚴重精神症狀，如幻覺、妄想等，且可能有自傷或傷人行為

慢性病房

病人急性症狀得到控制，目前相對穩定，但仍需住院觀察或積極復健

日間病房

病人症狀控制穩定，但有社會適應困難或復健需求，白天到醫院進行復健

社區復健

提供出院病人學習團體生活及社會行為之場所，有時也提供庇護性之就業服務

康復之家

病人病情穩定，但仍無法回歸家庭，提供其短期生活居所，並訓練其獨立生活能力

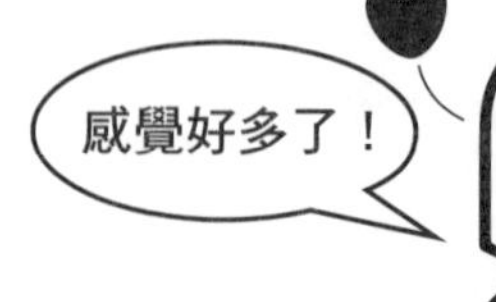

1 記一段過早的相遇

01 精神病房裡的蝴蝶

02 裂縫微光

03 望天堂的雨輕輕灑落

04 必經之路

—解析1— 記一段過早的相遇

01 精神病房裡的蝴蝶

賽姬因打開冥后波塞芬妮 (Persephone) 裝有青春靈藥的盒子陷入沉睡，最後由愛人丘比特 (Cupid) 喚醒，她雙眼微開，身後有一對綴有金色紋路的藍色蝴蝶翅膀，撫著金髮，剛自沉睡中甦醒伸展肢體的慵懶樣貌……

——徐鈺涵評〈賽姬甦醒〉+

在希臘語中 Psyche 意為「蝴蝶，心靈」，原型是亞底斯德王國的公主賽姬。在阿普列烏斯 (Lucius Apuleius) 的作品《變形記》(*Metamorphoses*) 中記載：她的美貌勝過愛神維納斯，而丘比特也愛上了賽姬，相約在每晚賽姬熄滅所有燭火，才來和她溫存；但賽姬違反了諾言，丘比特沉痛離去。後來，她歷盡千辛萬苦，並在諸神的幫助下，宙斯也被他們之間的愛感動，才得以和丘比特永生。

+〈賽姬甦醒〉(The Awakening of Psyche) 繪自法國畫家吉庸姆 · 賽伊涅克 (Guillaume Seignac, 1870–1924)，現收藏於奇美博物館。作者引用徐鈺涵對〈賽姬甦醒〉的評論，詳見奇美博物館數位典藏，http://cm.chimeimuseum.org/wSite/ct?ctNode=307&mp=chimei&xItem=25719

哦！愚蠢的賽姬，你就這麼回報我的愛嗎？在我違背母親的命令，以及讓你成為我的妻子之後，你還認為我是妖怪，而且想砍下我的頭嗎？回去找你的姊姊吧！去找建議你這樣做的人吧！我對你最大的懲罰就是永遠離開你。愛無法在懷疑中安棲。

"O foolish Psyche, is it thus you repay my love? After having disobeyed my mother's commands and made you my wife, will you think me a monster and cut off my head? But go; return to your sisters, whose advice you seem to think preferable to mine. I inflict no other punishment on you than to leave you forever. Love cannot dwell with suspicion."

「愛無法在懷疑中安棲。」是丘比特走時最後一句話，同時也闡述典型**邊緣型人格障礙症** (Borderline Personality Disorder) 的特質，愛你，恨你，念你，厭你，會對一段關係高度依賴，同時自己搞砸那段關係。

我還沒遇到這樣的案例，學長姊也很怕遇到。在精神科這一星期，遇到的第一個**主要照護**對象，是一位因**多發性硬化症** (Multiple Sclerosis) 導致神經病變的大叔。自輝煌的人生高峰慘慘跌下的軍人，從天之驕子變成什麼都無法做的凡人，挫折感和對於自身命運的憤慨累積，最終成了壓垮駱駝的最後一根稻草，情緒越發難以控制，於是進來了。

多發性硬化症具體發病機制尚不明確，但大致與遺傳及環境因子有關，如：缺乏維生素 D 及陽光曝曬等，基本上都是青壯年時發病，在臺灣得病的機率和中頭獎差不多。

軍人大叔說：「幸好是我得了這個病，不是你。」我聽完後眼眶濕濕的。等我做完 **Tinetti 步態與平衡評估量表** (Tinetti Performance Oriented Mobility Assessment, POMA)，**多發性硬化症擴展殘疾狀況評分表** (Expanded Disability Status Scale, EDSS) 和**漢氏憂鬱量表** (Hamilton Depression Rating Scale, HAM-D) 等等初步的評估後，正在結合病歷了解我的病人的狀況時，他又接著說：「你要好好讀書，等到你成為哪一科的醫生後，我一定要去找你看！不管什麼科。」

這個星期相處下來，著實有許多不捨，軍人大叔在其他病人口中的形象，就是豪爽，會請人吃東西，總是笑哈哈的，有他的地方就是充滿歡笑。他每次都叫我趕快去忙自己的事，不要耗時間在他身上，有時候也會冒出爆笑的話：「跟你說，我旁邊床位的真的是神經病，他會自言自語！」大叔的媽媽是個溫敦的老奶奶，她笑著跟我說，這段時間以來他的情緒改變很多。

黃昏斜陽灑落在病房，頓時光彩萬千，在對面床舖的憂鬱大叔及其他串門子的病友笑聲中，琉璃般的淨藍蝴蝶彷彿甦醒了，在微風中拍著翅膀，彷彿所有迷失的心靈都找回了。

「走，我帶你去認識新朋友。」小提琴手對我說。13 號房火爆的 Jenny 和媽媽、手相師、說我是他初戀情人的大哥、小酷妹、毛泰九……其中不乏邊緣型人格障礙症的人，剛開始接觸時真的無法克制氾濫的同情，聽他們說著與護理師一些溝通上的誤會，以及對親人的又愛又恨，希望能透過朋友式的溝通，消除他們的戒備心，讓他們對醫療信任而提高服藥順從性；威權式反而會推離他們。但學長姊的叮嚀言猶在耳：「不要讓他們依賴你，一旦你離開，他們會退化得更快。我們不過是他們生命中偶然的過客。」

過客……同情心真是個難以拿捏的東西，像是利刃卻給人希望。我有個朋友對我說過：「如果還在學習時就對病人冷漠，那之後這麼長的生涯恐怕會更冷吧？」縱然醫療時需要理性的成分，像是了解病理機制和用藥，但有些東西是邏輯和理論沒辦法解釋的，例如：溫暖、情感。人因為這些不完美才得以完整。

佛羅多說：「我希望我的人生不需要遭遇這一切。」
甘道夫說：「我也是，而且每個親眼見證這種時代的人都是。但這不是他們能決定的。我們必須決定的是在這個時代該做些什麼。」

"I wish it need not have happened in my time," said Frodo.
"So do I," said Gandalf, "and so do all who live to see such times. But that is not for them to decide. All we have to decide is what to do with the time that is given us."

大叔問我，為什麼這些事會發生在他身上，我沒辦法解釋，但我能像《魔戒》中甘道夫告訴佛羅多一樣的對他說：「除了逃避。但這是沒用的，我們只能想辦法解決。」

「呂老師，這是我的實習醫學生。」出院那天，軍人大叔在復健中心笑嘻嘻的把我介紹給他的復健師。我眼睛濕濕的，縱然你先前再怎麼抗拒吃藥和回診，但在我這幾天叨叨碎唸的攻擊下，已經答應我去掛神經內科的門診，乖乖吃藥。希望幾年後，你的病情還能好好控制。你說未來還要給我看病，我卻寧願你順遂過完一生，永遠別再因病情惡化而相見。

今日一別，我們也許不會再相見了，但某個平行的世界中，你們會和我們一樣，自由自在地大笑，肆意光腳踩在綠漾草原上，不用承受別人異樣的眼光，不用為了誰而堅強的活下去，你終於可以踏出那個小小的病房。

此生，你們抬頭時，我們看到的是同一片藍天，而年年中秋，我們瞧的是同一個月圓，縱然相隔異地，我願作千縷清風，悄然無息卻常伴你們身側。有一天，你們會如同神話中的賽姬甦醒，迷失的心靈終將返回。

這一輩子，請一定要好好走完。

我願化作千風
輕聲喚醒著你
夜幕低垂時我願化為星辰
溫柔守護著你

我 並沒有離開
我只是化為千風
化身為千縷微風
翱翔于無限寬廣的天空裡

——秋川雅史《化為千風》（千の風になって）+

+ 日本聲樂家秋川雅史於 2006 年發行的單曲。歌詞源自美國詩作 *Do not stand at my grave and weep*。2001 年，新井滿將詩詞翻譯為日文，並自行配樂，取名為《千の風になって》，中文譯名《化為千風》。

02 裂縫微光

第一次來到精神病房，會有一種開放空間的錯覺，病房不像是古典小說中所描述的，一扇扇上鎖的鐵門，後頭關著一個個披頭散髮，如野獸般逡巡的病人；相反的，病人經常在走廊上漫步，或是群聚在寬敞的交誼大廳，坐在類似麥當勞裡的桌椅上大啖零食泡麵，喧囂擾攘的打著麻將。一切彷彿是安養院才會出現的畫面。只有在醫護人員從兩扇需要感應的門「逼卡」進來，或是在發作的病人死命想打開，走廊盡頭通往陽台的門，卻發現自己力量再大也扳不開上鎖的門時，才會發現人身自由在這裡是一個悖論，一個極其美麗的謬誤。

這是一座密不透風的監獄，唯一對外的連結，是在逃生門旁邊的綠色電話筒。

週一早上第一次跟著老師去查房時，在走廊上目睹一個中年婦女緊抓著電話筒，對電話線另一端的人聲嘶力竭的大吼：「你要我在這裡住三天，是要我去死嗎？」她凸紅的眼流露了困獸猶鬥的目光。

我怯怯的緊跟在老師身後，將那個女人甩在人群之中，雖然還是忍不住頻頻回望。她凌亂的馬尾毫無生氣的垂在肩上，一張蠟黃的臉，那雙過度激動的雙眼，兩旁的魚尾紋，為她的人生下了最好的註解。

我們從一間又一間的病房之間游牧，蜻蜓點水的問候每一位病人，當我們巡到六樓的病房，我看見她，身穿粉紅色連帽短袖 T 恤，一條刷破短褲，小麥色的肌膚是陽光親吻的印記，染成褐色的短髮柔順的披在肩上，她站在精神科病房長廊盡頭的落地窗前，對我微笑，臉上的笑靨在黃昏的微光中極度燦爛，燦爛到令人不可置信，彷彿在掩蓋什麼。我注意到她的左手前臂，布滿一道道刀割的痕跡，我想起小學時一位長年被霸凌的女同學總是喜歡趴在老舊的桌子上，拿著美工刀劃著凹凸不平的桌面。

她是一個中度**鬱症**的病人，正值二八年華，曾遭同學集體反彈而發病，這次是因為企圖從學校的五樓跳下，被輔導老師拉住，送來急診，隨後轉到精神科急性病房。讀著她的病歷時，我有一種被閃電擊中的命定感。於是，我選擇她作為我的**主要照護**對象。

「你願意陪我走一段嗎？」當天下午，我詢問她願不願意與我散散步，她點了點頭。後來我才想起，自己是援用了蘇偉貞的故事《陪他一段》[+]，當中的女主有著一雙靈透的眸，她談了人生唯一一場戀愛，最後自殺。

我沒想到往後會一直反覆爬梳，想要抓取關於她的一切，卻如寐醒之人，只能記取夢的輪廓。我只能想起她的眸，她的笑靨，她抱著我時的依存，以及身上所散發，少女獨有的氣味，那是我認為最貼近天使的味道。我知道她出院後會再度進去，而我什麼都做不了。

我唯一能做的是回憶，回憶這個童話故事，現代版的「長髮公主」，只是主角不是英勇的王子，而是無能的獄卒；女主角沒有長及一零一大樓的金髮，而是齊肩的短髮。獄卒也沒能救出公主，只能靜靜的陪伴公主，之後悄悄的離去。

我每天待在病房兩、三小時，不是與她在一起散步，就是在交誼廳的一塊和式墊子上席地而坐，我的肩膀常常承擔著她頭的重量，身子被她的雙手環繞，她是病房裡的寵兒，許多其他病房的阿姨、姊姊會送她餅乾糖果，但她平常不吃零食，只有在與我談話時才會從她的百寶箱裡掏出來。

她總會告訴我她多麼想念教會裡淘氣可愛的妹妹們，以及成熟沉穩的哥哥、姊姊，他們會在週三與週六聚會，一起吟唱聖歌，解讀《聖經》。她也會跟我講解《聖經》裡她喜歡的章

+ 蘇偉貞 (1993)。**陪他一段**。臺北市：洪範書店。

節，確切的文字我無法複述，只記得人應該活在愛裡，因為神就在裡面。

「你覺得神造你是為了什麼？」我問她，一邊輕摸《聖經》的黑色書背。

她摳著手腕上尚未癒合的傷口，說：「曾經教會有三個教友為我禱告，一個人看見一片花海；一個人聽見上帝說，我是祂捧在手掌心的珍貴女兒；一個人說我之後能幫助很多人。但我會想，我說的一口好話，卻不能做到，我是不是個騙子？一個假面天使？我欺騙了上帝，也欺騙了自己，我不值得成為上帝的女兒。」

我問她：「你為何要摳你的傷口？」

她說：「我想讓它流血，我不想讓它好。」

「它總有一天會好，就像你的其他傷口，最後會化成淡淡的疤，成為你生命的印記。」我說。

她安靜的聽我說，過了一會兒說道：「我不知道為何我願意穿短袖，讓別人看到我手臂上一條條的刀疤，卻不願意敞開我的心？」

「心是很私密的，是聖物，若要交出，也要交給值得的人。」我說。

她回眸注視我：「你會是那個值得的人嗎？」

「我不知道，」我答道。「我不知道我有什麼可以與你交換，我也不是一個完整的人，我們都不是。」

小時候蹲在操場角落，拿著殘枝，在草地上劃出自己活動界線的女孩，想要加入遊戲卻一再被拒絕。長大後想要在班上好好交朋友，卻一再被惡意中傷，只能獨自抱著自己。她不知道，這是否就是自己的原罪？

她撕下傷口的痂，膿液滲出，顫抖的說出：「為何人是自由的，卻不允許自殘？而且為何要一直問我為什麼要自殘？我都很想回答說，等你有一天想自殘的時候，就知道我的答案了。」

我靜靜的望著她，內心想著：「人本來就不是自由的。對你而言，自殘是行使自主權的行為，你再也不是在生活的洪流中無助掙扎，而是主動出擊，透過自殘去消弭那種過於巨大的痛苦。你想讓生理的痛超越心理的苦，這樣才能繼續生存下去，我們都必須抓住什麼，也許是根浮木，讓我們可以暫時歇息，但不一定是自殘。所以，很多人酗酒、**物質濫用**、網路成癮……為的是什麼？不就是慌亂尋找一扇逃生門？只是社會不允許自殘、自殺，畢竟社會還是有一個底線。」

我雖然和你一樣，懷疑這個底線的意義何在？這麼多人只是在夾縫中求生，只是剩一口氣的屍體。體制放棄，甚至驅逐他們，最後只能來到這裡。也許他們出院後會再入院，也許他們出院後就自殺了，也許這樣更好，我不知道。人生到最後能做的，或許就是說服自己，說服自己人生還有值得活下去的意義，就像現在，我說服你的同時也在說服自己，因為這個命題太沉重，也超乎我有限的想像。我希望能告訴你，人生是一床玫瑰鋪成的，所有苦難只是一關又一關神對於我們信仰的試煉，而你應該如此相信，一如你願意將你自己交給上帝。

我多希望我說得出這樣的話，但我說不出口，我說服不了我自己。我懷疑能說出口的那些人，不是篤敬的教徒，就是高明的騙徒。或許她要的不是一個出口，讓這一切都消音；而是一面牆，讓她自己的聲音可以迴盪。

「你知道任明信的〈捉迷藏〉+嗎？我很喜歡這段文字。」她說。

躲得越隱密的小孩
越是渴望被發現
天就要黑了
這次又沒人找到你

習慣就好

我小時候很愛玩捉迷藏，而且最喜歡躲到衣櫥裡。在幽

+ 任明信 (2013)。**你沒有更好的命運**。臺北市：黑眼睛文化。

閉、暗不透光的狹小空間裡，彷彿墜入一個失重的狀態，一切都不存在，唯一能證明自己還活著的，是自己的呼吸。我會靜靜的等上好幾個小時，等有人用力拉開衣櫥的門，向我興奮的大喊：「找到你了！」

耐心等待好幾個小時的結果是，外面呼喚著我的名字，聲音逐漸挨近。我停止呼吸，等待他們的腳步來到我的藏身之處，然而每次腳步聲總是變大後又變小，越來越小，直到我將耳朵靠在衣櫥的門上，卻完全聽不到。

我已經習慣了，不再躲藏，也不再等待另一個人。我不再相信有人可以找到我。

你為何這樣？如一條小蛇般，鑽進我嚴密防守的心窩？夏娃偷嘗的禁果，或許不是性的歡愉，而是愛另一個人的渴望。但是人卻被逐出了伊甸園，因為這或許是對上帝的背叛。

在愛的輪迴中不斷受傷，也許是上帝對我們永劫的懲罰。

談起她為何一直微笑？她只是說：「或許我只是很害怕，很害怕當別人看到真實的我時，就不會喜歡我了。」

我問她：「是不是跟國中擔任風紀股長，被同學集體反彈有關？」她沒有回答，只是淡淡地說：「那些同學都是班上成績好、人緣佳的學生。」

治癒病人的同時，治癒者也渴望被治癒。

國中時擔任英文小老師，英文老師是一個**病理性近視**的病人，拿下眼鏡近乎全盲，因此極度仰賴我幫他唸課文；為了炒熱班上氣氛，也拿我當作他的玩笑素材。在上課唸課文時，老師一直模仿著我的英國口音，同學則如鸚鵡學舌般肆無忌憚的誇大演繹。

台上的我瞬間被抽空，成了不在場的他者。

杯子要破的時候
人是不會察覺的
懂得裂開的杯子往往用得更久

你看得到我笑容背後黏綴起來的裂縫嗎？

我問她：「當你在我身邊時，還會想要自殘或自殺嗎？」
她答：「還是會。」
我將身體轉向她，問道：「所以對你而言，快樂與自殘、自殺的念頭沒有關聯？」
她平靜地搖搖頭。我進一步追問：「對你而言，這是一種你無法控制的慾望？本能？」

她睜著晶亮的雙眼注視著我，將我的心揪起來，再狠狠的擰一下。

她說割腕是用身體在創作，當血從手腕流到地上時，正如一幅畫，是美的。她的神情是虔誠的，彷彿在晚禱。

我說：「你多像我一篇小說的女主角啊！我還真沒想到，真的有人如我想像裡的人物！」

她說：「看來你的想像蠻寫實的。」

我說：「其實這也不是想像，我曾經認真想過。但我最後還是沒有劃下第一刀。或許劃下了，我就不會在這裡。」

但是我不知道，我對她而言是一項恩典？還是一個劫數？

或許我也在等待一個人走向我，他不試圖扳正我，而是與我一起斜坐。

你愛我的攲斜嗎？如果這樣的我，你都能接受，難道我不能繼續忍受這個世界的粗礪嗎？

靈魂的碰撞，如隕石落入大氣層，在摩擦中迸出絢爛的火花。然而，火花是虛幻的，是不可信的。如果信了，試圖抓握，只會燒灼一手。

一位與她很要好的女孩，被診斷患有**雙相情緒障礙症**。那個女孩白淨如一朵百合，有著柔柔的聲音，人見人愛。女孩說想出院，與前男友復合。出院的前一週下午，女孩佇立在電話筒前打了數通電話，我與她牽手散步經過女孩，看著女孩嘴角從上揚慢慢垂下，我問她：「你朋友在打給誰啊？」她說：「她之前跟我說，她今天要打給前男友。」

如果愛就能克服疾病，醫學大概可以退位了。只是疾病永遠比想像中頑強，甚至比愛還強大。

星期日，一位與她很要好的 **PGY** 學姊要離開，她的心情指數立刻跌到 0 分以下。隔天去看她時，她自述那夜一直捶牆壁，如一匹被禁錮的孤狼，不斷用身體撞擊籠子。那時是下午五點，我們佇立在走廊盡頭，陽台上西沉的落日離我們好近、好近，彷彿伸手可得，如自由，以及其他人生的美好。

我從來沒有與另一個人一起看夕陽。而此刻，她雙手環住我的腰際，頭枕在我肩上，嚶嚶啜泣。在精神科病房走廊盡頭，夕陽如一顆澄澄的蛋黃，緩緩的溶進天邊。我注視著它的沉寂，撫摸著她的髮絲，她的頭微微的移動，那雙眼眸隱匿在染過的褐色短髮後，如躲藏的小鹿，害怕現身卻又偷偷觀察著我。

「我想注視你，卻又不敢直視。」她說。
「為什麼呢？」
「不知道，就是害怕。」
或許靈魂是不容直視，也畏懼直視。

那一晚，一個每夜都會用頭撞護理站玻璃的阿姨，再度在護理站前厲聲咒罵。幾位病友對著她叫罵，那個阿姨如被驅趕的獸，衝回病房，重重甩門。然而，這擋不住病友在她門外的回嗆，接著，有病友走到護理站前大聲抱怨：「你們只敢欺善怕惡，不敢拿她怎麼樣。」整個混亂的過程中，她一直瑟縮在我身旁，用力的將手摀住雙耳，低聲說：「我心好煩……」

「我要伸手抓住什麼，打開拳頭卻發現什麼也沒有。」她說。

我望著她說：「或許從頭到尾，人生就是什麼都沒有。或許我們本來就不應該期望會得到什麼，我們只是做了一個很美很美的夢；或許有了這麼美的夢，這一生也就足矣。」

她牽起我的雙手，輕聲地說：「眼睛閉上。」我閉上雙眼，她開始禱告。我也在內心默默祈禱，祈禱能夠再躲起來，而有一個人會走到衣櫥前，拉開門讓外面的光完全住進來。那個人就是光。

我的情感總是來得遲，回家整理她的資料，打成報告時，才發現自己的心已經被困在一個密閉空間。那個空間是極其私密，不容訴說，如果透光，一切就會化為虛無。

身體會留住他人的輪廓
記憶只會是自己
想要的樣子

我是否已經把自己最好的部分都給了她？再也無法把自己的愛給其他病人了？

關了燈後
傢俱接連死去
螢幕的光映在他臉上，閃爍
空氣像深海
房間裡有人的心在跳
一些聲音不再被忽略

或許不會有人找到我們，但沒關係，我們依舊做著很美、很美的夢，夢到有人拉開衣櫥的門……

03 望天堂的雨輕輕灑落

唰的一聲，一道道打量、審視的目光，瞬間投射在我身上。第一次跟醫師踏進精神科女性急性病房，在這個已達到某種平衡但不穩定的小型社會中，明顯感受到我像是個入侵者，對我的警戒心瀰漫整個空間。我身上的白袍是一種標籤，似乎被他們分類到可以信任，但有待觀察的人之中。

不僅僅是他們，連我也是。來到陌生的環境，接觸每個不同的病人，我也在感受並觀察著這裡的氛圍，謹慎且緊繃的，只好一直觀察，並模仿醫師如何跟每個症狀不同的病人問診、會談，摸索往後我該如何開啟跟病人的對話，如何建立穩定且和諧的溝通。

在女性病房中，大多數病人的年齡落在四十歲以上，有個特別年輕的女生，看起來只有十幾歲，讓我忍不住多看了一眼。特別的是，她在我甫踏入這個空間，好奇的看了我一眼之後，便圍繞在她所熟識的朋友身邊，不像其他人警戒我的一舉一動。接著在跟著醫師查房時，旁邊突然有人用兩隻手拉著我的手，很可愛的問我是誰。我嚇了一跳，猛一轉頭，原來是那個年輕的女生，她叫姍姍。我微笑著回答我是實習醫學生，而且接下來的幾天會跟她相處、聊很多的天、關心她。

姍姍呆愣的眼神，咿咿呀呀的對我說話，看起來困惑又不太能理解的樣子。當下我心裡便有個底，大致可以看出有**智能障礙**。醫師隨後帶我到護理站，一起了解姍姍的情況。姍姍有中度的智能障礙，只有五、六歲的智商，父母也都有輕度智能障礙，家庭及經濟支持都很薄弱。更令人心疼的是，姍姍因為種種家庭及自身無法判斷的因素，從小飽受親戚的虐待及情緒上的刺激，有嚴重的**雙相情緒障礙症**，也就是俗稱的躁鬱症。

初步了解這名病患的情況，讓我感到沉重又心疼，很想做些什麼，又不知道如何著手，深深的無力感油然而生。儘管不清楚自己能幫上什麼，但我知道一定要很用心、很真心，才能建立起跟她的信賴關係，帶來改變的契機。

因為情緒不穩定，姍姍時常處於亢奮的狀態，智能障礙的部分也增添了幾分溝通的難度，加上姍姍曾經被親戚傷害，且在日間照護中心也飽受男同學的欺負，潛意識裡對男性有著強烈的恐懼及排斥。身為男性的主治醫師，一直無法和她進行有效的溝通。醫師希望透過年齡相仿、性別相同的我，在醫病關係及溝通上有所突破。回想到剛剛查房時，明明還不認識的我，同樣是穿著白袍，卻因為身為女性，讓她先拉起我的手，對我投以信任。我覺得很感謝，也很心疼，莫名的責任感讓我感到很有動力。這是我初次見她，鮮明的場景讓我對她留下深刻的印象。

第二天，在洗衣室看到姍姍，她剛沐浴好，還沒吹好頭髮，衣服也穿戴不齊。我急忙想幫她，但我知道，今天這樣照顧，之後呢？每次都需要別人的照顧嗎？於是我站在一旁，輕聲、慢慢的跟她說：「姍姍，你剛剛有洗頭對嗎？洗完頭，頭髮濕濕的，要做什麼呢？」姍姍回答：「要吹頭髮。」我說：「很好喔！」並接著問：「姍姍，我們要吹乾頭髮的話要用吹風機喔，你可以帶我去找吹風機嗎？」藉由這樣一步一步完成目標的訓練，期待幫她建構出一些日常生活技能。

職能治療師們在球場舉辦了呼拉圈比賽，帶病房內的病友們到戶外活動筋骨。姍姍在吹完頭髮之後，也來到場邊，一邊吶喊：「加油！加油！」一邊不停的繞著球場跑啊、跳啊，因為太過興奮，無法聽從指揮，又不了解比賽進行方式，姍姍在一旁當拉拉隊。即使如此，她還是十分投入，而且活力超乎常人。一方面很驚訝她的體力如此充沛，一方面又很擔心她跑跳會受傷。呼拉圈比賽進行了一小時後順利落幕，回到急性病房後，我繼續跟姍姍聊天。很明顯的，姍姍的體力跟精神狀態變得低落，有氣無力地趴在桌上，專注力非常不足，無法了解我所說的話。情緒狀態在亢奮期及抑鬱期中擺盪，波動及表現較常人來得明顯，姍姍的情況對應到她的診斷──雙相情緒障礙症──顯然是相當符合的，週期性情緒過高及過低的疾病，病人的情緒起伏較一般人大，且持續時間長。

在見習的過程中，可以把病人在臨床上的症狀，跟之前在課本中學到的內容結合，讓我對這個疾病的印象深刻很多，多了一些將來要當醫師的體認；也有一點點成就感，對每個照顧的病人也很感謝，願意讓我這樣貼近的觀察及關心。

第三天來到病房，「快看！快看！你快點看，你要不要看？」一踏進急性病房的客廳，姍姍就捕捉到我的出現，蹦蹦跳跳的來到我身邊，跟我分享她今天美勞課的畫作。姍姍用很多鮮豔的色彩填入畫作，顯得五彩繽紛，很明亮，看了心情很輕快。讓我意外又很欣慰的是，我不再是一問一答的與姍姍對話，她開始會主動跟我分享她的想法和興趣，在我和她的醫病關係和信賴中，是一個很大的突破。這一刻，我突然有種很奇妙的感受，雖然相處時間還不多，但原來，對病人付出了多少時間和關心，他們在相處之中還是可以感受到，無形之中情感也會慢慢建立起來。

接著我們聊到，姍姍之前在日間照護中心的老師，也常常讓他們畫畫。突然一個停頓，姍姍一眨眼，憤怒又暴躁的說，之前照護中心的男同學都會欺負她，把她的筆藏起來或偷捏她，老師也一直罵她。接著是長長的停頓，預告著一個轉捩點。周遭的氛圍陡然變了，似乎很多不愉快的回憶在姍姍腦海中翻湧。

當下，我不知道怎麼做，打斷她也不是，繼續讓她陷在痛苦的回憶中也不是。姍姍想繼續把她過去所有的憤怒與委屈表達出來，但苦於不知道如何組織想法及表達，又急又惱地一直拍打頭部，逼自己趕快回想起來。我急忙拉住她的手，試探的拍拍她的肩膀，見她沒有排斥我才放心地繼續輕撫她的背，我輕輕地說著：「沒事的，這裡很安全喔！有我、有醫師，還有很多你在這裡交到的好朋友對吧！不會再回去之前害怕的環境，我們會保護你的。」

不知道姍姍能聽進去多少，我只是不停地安撫、重複著「這裡很安全喔！我們會保護你。」的話，希望她不再恐懼，心情可以安定、平靜下來。想起醫師曾跟我說過，智能障礙的病人，只是智力發展和同齡人相比緩慢很多，但他們的記憶及感受力和一般人是一樣的。這個瞬間，我深深希望我對姍姍所說的保護性話語，能隨著關心的情感流動，在她的心裡堆砌出一道保護自己的堡壘，期望她能知道在這世界上有傷害自己的人，一定也有能保護自己的人；讓姍姍在馬斯洛需求階層理論中，不只是生理需求，也能滿足安全需求，不再緊張、徬徨不安。

姍姍的混亂經過了十分鐘，這期間我呆呆站在一旁，實在不知道怎麼做，只覺得很無力。希望自己靜靜的陪伴，可以給她安定的力量，讓她知道身旁有一個不會傷害她的存在。無力感讓我覺得十分鐘變得漫長，在一分一秒中，我不知道她會如何變化？我甚至懷疑自己，在一旁呆站是否正確，是否該求助於更專業的醫師、護理師？所幸，十分鐘過去了，在她內心的抗衡跟衝突後，找到了短暫的平靜。姍姍的眼睛漸漸可以對焦，清明的直視我，輕輕的說好累，想休息了。

我陪她回病房躺著休息。幫她蓋好被子，輕聲的安撫幾句後才離開病房。我盡快找到醫師，跟他回報姍姍的情況。後來，我有時會回想當下我做的是否正確，也問過老師，都沒有所謂的正確答案。但我知道當下的我，在那樣的場景、那樣的氛圍，盡全力做出對姍姍也對我最好的作為。

第四天，我一如往常的踏進急性病房，這次我沒有在活動的客廳看到姍姍的身影，前一天的變化讓我感到不太妙。我走進病房內，看到姍姍病懨懨的躺在床上，我跟她說話，她也只能咿咿呀呀的回覆。察覺到自己的不舒服，姍姍開始一會兒暴躁的捶床、捶牆壁，一會兒拍打著頭，喊著頭痛。短短幾天這樣劇烈的變化讓我感到十分衝擊，我沒有辦法好好跟姍姍的對話，急忙去問了她平常在病房內的朋友，了解昨天我離開後發生的狀況。原來，昨天我離開後，有其他病人的家屬來探訪，跟醫師聊到情緒激動處，大聲嚷嚷並捶桌子，發出巨大的聲響。姍姍似乎因此受到驚嚇，開始在病房內暴躁的吼叫及捶牆、捶桌子。經過醫師的評估，給姍姍**情緒穩定劑**，讓她先平穩情緒，好好休息。

醫師笑著對我說，雙相情緒障礙症的患者，很容易受到外界刺激而有劇烈的情緒變化，安慰的說我很幸運，能在短短幾天內看到亢奮跟抑鬱的交替。經驗豐富的醫師，開始跟我分享他遇到的其他個案，認真的教學。不過，姍姍是我進入臨床後，第一個照顧的病人，衝擊感來得太快、太劇烈，讓我對自己產生懷疑。

我開始思考，身為實習醫學生的我，可以帶給病人什麼幫助？將來若成為一名負責的主治醫師，又要從哪一方面著手幫助病人？能做到多少？每一次的衝擊、自我懷疑，雖然會懊惱、徬徨，有時想不出自己的答案，有時肯定或否定自己的想法，但我想這都是一個過程，建構出自我對醫師這份工作的定位及價值觀，甚至可以說是一部份的職涯旅程，探索自己如何看待醫師這個身分，以及該有什麼作為。

第五天，在這裡見習最後一天。姍姍因為藥效，整天都昏昏沉沉的在病房內睡覺。我來回進出病房好幾次，希望能在姍姍醒來時，好好跟她說再見，不希望我的離開或出現，對姍姍產生太突兀的感受。下午四點半，真的要離開之前，姍姍到活動客廳吃晚餐。我快步走向姍姍，坐下來跟往常一樣問她還記得我嗎？最近感覺怎麼樣呢？姍姍朦朦朧朧的點頭或搖頭，直到我說這個禮拜謝謝她的分享，我要跟她再見囉！她才抬起頭直視我。我趁機握著她的手，跟她說接下來的話很重要，她沉靜的目光，像是要把我的話深刻的聽進去，刻印在腦海裡，即使不知道她能不能接收到。

我說：「你以後可能會不記得我是誰，但是我這幾天陪你，你開心嗎？開心的話，你要記得，這個世界上一定會有人對你好、保護你，就像這幾天的我一樣。所以，不要再打自己的頭，傷害自己。過去被其他人欺負受的傷，在這個新的環境裡，不會再遇到了，別擔心。這個世界上有對你不好的人，一定也有會對你好的人，你要保護自己、保護對你好的人喔。還有，最重要的，好好吃飯、好好睡覺，聽醫師及護理師的話，他們都會對你好的……」

我不知道姍姍能不能聽懂，但我還是嘮嘮叨叨的講完一大串，這些我都希望她能聽進去。我重複說了好幾次，每句都包含了我對她的關心和祝福，因為同樣是女生，又年齡相仿，我真切的希望她將來的情況能更穩定、更進步，不要對這個世界充滿恐懼與不安，多一些正面的感受及想像。希望我的出現，可以讓她長久以來的心靈創傷被撫平一些，像來自天堂的雨一樣，輕輕撫慰乾涸的大地，滋潤著等待希冀的萬物。

迴響

這篇故事，看似平淡，讀完卻餘波盪漾。當實習醫學生第一次到精神科病房，和那裡的環境、人事素昧平生。「謹慎且緊繃的，只好一直觀察，並模仿醫師如何跟每個症狀不同的病人問診、會談。」想當然，在對精神科還不甚了解的情況下，只能跟著主治醫師，試著慢慢摸索出自己的道路。然而，作者和她的病人姍姍的相遇，揭開了這段緣分的序幕，也為這段在精神科的故事，添了幾筆雋永。

與姍姍第一次見面，是唐突而且奇妙的。一般而言，病房裡是由醫師主動會見病人，詢問病史、症狀乃至病人的故事和經歷，或執行治療和檢查。然而，這次主動伸出手的卻是病人姍姍。

姍姍的智力或許比不上一般人，但是她熱情、友善，而且對眼前這位新來的醫師充滿好奇。在醫院見習期間，用這般態度主動找醫師搭話的病人，還是第一次聽說！加上作者對姍姍在病房各種活動的描述，使姍姍的人格特質、病情還有生活情景，歷歷在目。兩位女孩相遇的過程，平凡的日常活動還有每句簡單的對話，作者在字裡行間，描繪出一位正值青春年華的荳蔻少女，只不過心智成熟得比別人慢一點，情緒起伏大一點罷了。一位實習醫學生對病人的責任心和愛護，在文章裡如湧泉一般滿溢。

簡短交代姍姍的狀況後，筆鋒一轉，寫下的卻是一段叫人心疼的過往。先天智能障礙是姍姍生命中的一大阻礙，可她的家庭背景更令人憂心。同樣患有智能障礙的父母，早已薄弱的家庭與經濟支持，還有幼時經歷的磨難，我想這樣坎坷的身世，大概也是姍姍病情的一部分吧？

雙相情緒障礙症帶來的情緒不穩定，加上小時候曾被欺負的痛苦回憶，導致醫師也難以和姍姍溝通。出於對病人的一股熱忱，作者一肩扛起主治醫師與病患之間溝通的橋樑。從病人的疾病到身世背景，故事焦點的轉換讓人清楚意識到，作為一名醫師的能耐之大，卻也從中帶出深深的無力感。若是單純面對一種「疾病」，我們能拿出各式各樣的藥物和治療方式；可是面對「病人」，很多時候醫師再怎麼為病人著想，除了望洋興嘆，能做的事好像也沒多少。也許正如故事裡所說：「這都是一個過程，建構出自我對醫師這份工作的定位及價值觀，甚至可以說是一部份的職涯旅程，探索自己如何看待醫師這個身分，以及該有什麼作為。」

故事的尾聲，作者和姍姍道別，也是故事裡張力最足，最讓人感動落淚的一段。留給姍姍的一字一句，是安慰，也是對姍姍未來的祈願。當病人從家庭、社會，得不到應得的溫暖與照護，一位醫師又能為病人做到什麼地步？這值得細細思量。當我們在醫院走跳久了，每位病患漸漸不再是「病人」，而變成一紙一紙的「病歷」時，期許自己還能記得年輕的自己面對姍姍這樣的病人時，內心的矛盾與掙扎。

——像來自天堂的雨，輕撫著乾涸的大地，滋潤著等待希冀的萬物。

04 必經之路

那細微的金屬撞擊聲，是你賣力向前的背景音樂，聽到總能讓我有些許安心。那是你揮汗、倚賴助行器的聲音，至少聽著、聽著，我會知道你還在走著，走著那條你平時喜歡散心的長廊，走著你說的人生必經之路……

記得第一次見你，那蹣跚的步伐伴隨著金屬細瑣聲；應著學姊的呼喚，你緩慢朝我們走來。每一步都像用盡生命最後一絲力量在踩踏，看似不費時的路程，卻走上了五分鐘。每一次的費力前進，都如你後來跟我說的，是人人都要走的甘苦路。看著這樣辛苦前進的你，對你素昧平生的我，燃起一股同情，同時也燃起了想了解你的好奇心。然而，當你靠近時，我卻心生擔憂，害怕我會說錯話，傷到已然如此脆弱、在生活中掙扎的你。

但這些憂慮，都被你的話語吹走了。「醫師啊！我覺得我跟你很有話說。」是你給我的第一句話，也是你輕拍我肩膀給我的第一個肯定。這句話是那樣溫暖，溫暖了我的心，也讓我更加確信選定你作為我的學習對象肯定沒錯！

第二天，我在大廳尋找你的背影，抑或說我在踏出護理站時，便已豎起雙耳，找尋金屬碰地的聲響。我追著聲響前進，靠近正追著少許灑入病房陽光的你。

「阿姨！」我在幾步之遙便這樣呼喊著你。你也綻開笑顏對我說：「醫師，你來了呀！」以一個慢性**思覺失調症**的病人來說，你的好記性讓我印象深刻，也不知不覺讓我十分感動，感動於被你這樣歡迎，和這麼期待我的到來！

「阿姨，你今天還好嗎？我們來聊聊吧！」這是我們第一次會談的開始。

你說你昨天睡得好，心情也穩定了，能夠好好跟家人溝通、道歉。聽著你述說週末那段不開心的爭吵，如今卻能和好如初，你慶幸自己還有家人陪著，感念一個過去對你最照顧的親人，在去世前仍記掛著你的病痛，為你留下一筆養病的錢。聽著聽著，我都開始想著你跟內科的病人是多麼的相像，聽起來是多麼的清醒，清醒著跟我說，你知道自己的病是不會好的。

「醫師，你才二十多歲，路還很長。我這都七十歲了，路啊！早就短了……我家人也說他害怕走到盡頭，但這條路人人都要走，我再走也不長了，何必這樣關在這裡？」你像是家中祖父母一般，感嘆著人生。你讓我看到你的脆弱，脆弱得讓人心疼，心疼你究竟得經歷多少苦痛，才能有這樣的悲鳴；透露出你其實覺得這條路十分疲憊；不能抉擇自己所遭遇的痛苦，同時也困擾著你。你清醒時，或許是可以做決定的，但你的清醒，被這名為醫院的牢籠否認，否認你下醫療決策的能力，否認你對自己病情的理解……

有人說，思覺失調症的病人都很有創造性、想像力，因為豐富雜亂的訊號在他們腦中激盪、碰撞，勾勒出天馬行空的**妄想**。然而，我總覺得你是清醒的，即便你有你的夢境。這是第一次見面。我也還未能探知你的夢境，也不知那夢裡是否就是你的真實。

第三天見你，你罕見的跟我抱怨身旁辛苦照顧你多日的看護阿姨。這是我第一次踏入你那我不懂的夢境世界，世界中你總說著：「這邊住院本身不貴，可是請人來顧，一天卻要兩千。醫師啊！你可知道她顧我多輕鬆。主治醫師說，要我住滿兩個月，可我這都好了呀！兩個月要十二萬……我不要花這麼多錢，你知道她說我很好顧嗎？」

這是我第一次聽你訴說看護阿姨的不是，也是我第一次知道，你其實並不覺得自己嚴重到需要住院。你前一天才跟我說自己的病無法斷根，如今又矛盾的認為自己沒事。一番話讓我開始懷疑自己，是不是誤判了你的清醒，抑或是，我打從心裡就想相信你是清醒著在過日子？

帶著質疑自己也懷疑你的心情，我還是想陪著你，即便我對你的判斷已經開始動搖，但我不希望失去得來不易的信任。信任，是你給我最大、最好的禮物。為了小心翼翼地保存這得來不易的重禮，也為了回應你對我的珍視，我便掛上最讓你舒心的笑容，繼續聽你的訴說，訴說你那不知是天馬行空，還是現實中穿插想像的話語。

「我那親人住在美國幾十年了，總是為我出錢出力，他最近走了，八十四歲啊！這條路也走得夠長了。再說我家裡那些人，他們病痛也不少啊！但他們看不清這條路人人都會走，再苦都要走。」

記得還沒見你前，病歷中寫著你入院的緣由，是因為最近家人去世，受到打擊，總想著那位自從你生病便對你十分關心、不離不棄的親人。看著文句中描述你的悲痛，思念的痛苦讓你一次次傷害自己，你覺得自己活著沒有價值，想拿自己的生命去換他的。但是，你忘記了自己清醒時的信念：人生之路人人都要走，走著、走著，到了該停留、該結束的地方，人便會默默消失在路的盡頭。或許是太親近、太在意了，所以你忘卻了自己的哲學。這倒也和我一樣，看不清盡頭所在，一味的想尋回曾經的美好。

我總以為人生是場戰爭，每次睜眼便想著該如何戰鬥，才能在這偌大的世界佔有一席之地。我傻傻的認為，在世上有屬於自己的位置，那就是活過了；守著那個位置，便是人生的意義。然而卻沒想通，人生不斷在前進，前進的不是身旁的花花草草，而是人自己本身；環繞身旁的凡物，不過是隨著自己而變動。所以，我就走在你說的必經之路上，只是它還很長，我也還因為看不到盡頭，而不懂自己的變化。或許你的反反覆覆，是因為有一部份的你同樣看不到盡頭吧！

「他呀，活到八十四歲才走，這走的也算不錯了……」第四天你又跟我訴說你那位善良親人的事情，咕噥著還有後輩繼承他的意念，老掛念著你的健康及安危。你還說，他在替你親人走那條路。時而說他過得很好，也確實到了該回王母娘娘身邊的年紀了；時而叨念著你的路也不長了，該走到盡頭時王母娘娘也會把你帶走，到時候，也可以好好向已經去的那位道謝。

這大概是我第三次聽到，你說著那救你一命的恩人的故事，總說是王母娘娘把你救回來的。我說：「沒有祂，這條路你是不是也走得很不安穩？」語畢，你用力點頭，「對！對！對！醫師啊！你可知道王母娘娘多厲害嗎？」你總是這樣誇讚著，讓我不禁想起，當初一心求死，只為換回親愛的家人的你，曾經是多麼的偏執、瘋狂，卻也那般使人憐愛。

我不懂，有時你那麼清醒，清楚自己在人生路上的坎坷，卻也知曉自己非走不可；有時你那麼的陶醉，醉倒在你的夢裡，在裡頭你沒有煩惱、痛苦，只剩下感激，感激家人對你的包容，感謝王母娘娘對你的庇佑，夢裡的你大概不肯醒來吧！又或許你時常進入夢裡，卻還在和我對話，讓我左右摸不清是虛、是實，只是我常常只願相信，夢裡愉快的你才是清醒的你。

第五天見你，我開始擔心，因為我再過幾天就要到外院實習，害怕你會忘記我的樣貌跟聲音，擔憂自己還沒準備好跟你告別。但是，我一出護理站便聽見熟悉的金屬聲，是你正在晨間散步，即便拿著助行器緩慢前進，卻也步伐穩健，彷彿在告訴我，你多麼的健康，緩解我焦慮不安的情緒。

「阿姨，你今天氣色不錯喔！」我笑著走到你跟前。

「你來了啊，醫師。你看看我這個腳是不是好很多了？」這是我來精神科第六天，也是你第一次跟我抱怨，那早已恢復良好的舊傷口。一邊走著，你說手痠、腰痠，我二話不說引著你走向沙發休息。

「阿姨，你走得不錯，我知道你有年紀了，走路要注意一點，慢慢走才不會跌倒，累了就休息沒關係！」我開始叨念一些注意事項，不知道是不是反射性地把進病房前的憂慮都放入話中。我知道你很有自己的想法，所以不想阻止你走動的自由，甚至誇獎你的進步，讚許你這良好的小運動習慣，這些自主權大概是在病房中少數能給予的吧！

在沙發聊著聊著，時間也倏忽而過，不知為何沒看到看護阿姨的身影。我隨口問你，怎知你又開始一連串對她充滿敵意的怨言。這時我的擔憂回來了，經過一個週末，怎麼好好的又有**被害妄想**了？在我陪你回房間的路上，看護阿姨出現了，你表情變得木然，敷衍她的問題，我轉頭看向看護阿姨問道：「阿姨的家人今天是不是會來呀？」你開始搖頭嘆氣說：「這時早該來了，卻沒出現，今天大概見不到了吧！」

「我對你很抱歉，要是我家人有來，就可以請你吃東西了！」你喃喃低語，多少埋怨對方的失信，這是我第一次看見你的失落。但至少，我已記住你的慷慨，這幾日胃口不知被你養大多少。我不免擔心，是不是我不再來探望你，你就會回到你的夢裡，不再清醒地走在人生的道路上？

第六天，是我在病房的倒數第二天，我開始思考道別的話。一上樓沒看到你在走動，沒了讓我安心的金屬聲，我轉身往病房走去。

「阿姨，你昨天晚上有沒有睡好？」見你一個人獨自坐在床沿，看起來有點憂愁，彷彿在煩惱什麼。果不其然，你向我問起腳上的舊傷口，擔心自己藥量太重，想回家、回診所拿藥。聽起來簡單的話，卻讓我開始煩惱你的狀況是不是變差了？是不是該更積極要求你參加各式各樣的復健活動？多些活動能讓你好一些？還是會讓你生氣？但這些看似善意、不傷害的行為，究竟能幫你多少？我在心中嘀咕著。

跟著老師查房時，你依然一個人坐著，我總忍不住待在你旁邊陪著，即便老師早就查到你的隔壁床。我就是怕你孤單，怕你以為醫院沒人關心你，擔心你焦急出院，讓心情更加浮躁，不能好好生活。或許我真正害怕的是，我不確定在我離開之後，你是否能繼續走著，走那條你常走的路，那條你說的人人都要走的路。

在病房的最後一天，我什麼也不想，只想跟你好好聊聊，告訴你我會去哪裡，希望你可以注意什麼。而今天的你是那樣不安又容易分心，問了看護阿姨才知道，你今早差點在病床邊跌倒。我著實看見你的不安，不管是在話語中或行為上，而我也擔心你會不願再走動。這時我才明白，原來正因為你的情緒還這麼脆弱、不穩定，所以老師才不願輕易讓你出院。

最後，我想我懂了，你清醒，卻也不清醒。因為你是那般脆弱，小小的變動，便足以讓你的世界一次又一次顛覆，而每次的顛覆都會深深傷害你。所以你懼怕，怕到躲在夢裡不願醒來；訴說曾經美好的現實，卻不願前進，不願面對那條你說得走完的路；一旦面對，也不想知道路有多遠，只想讓自己能夠掌控路程。此時給予自主權，可能會是一種風險吧！你我都知道，生，總不是那麼讓人痛快；也知道，死，不會帶走一切，不過是到了盡頭。這些都是必經之路罷了！

沉默許久後的告別，你握著我的手說著感謝，殊不知我才是該感謝的人。你讓我審視自己的生命，讓我有機會探索你的現實和夢境，只願那細微的金屬聲能繼續伴你前行，至少下次我路過，一聽便會知曉，你依舊安好。

迴響

這是一篇講述與精神病患互動的故事。文中可以看到作者對精神病患的體貼、關懷與設身處地。作者並沒有因為精神科，而歧視病人或是預設立場。用助行器發出的金屬聲開頭，透過病人步行的狀態，帶出對病人是否生病的懷疑與矛盾。作者展現了醫學倫理與專業素養，透過不斷觀察與理解，反思病人是否真的「病」了？病人真的需要繼續住院嗎？沒有因為病歷的記載，而執著於疾病。病人，顧名思義，是生病的人。然而，「人」才是真正的主體，疾病只是描述這個人的狀態，並不是這個人的全部。現今的社會與醫療體制，我們可能很容易在不斷看診及照顧病人的過程中，漸漸迷失方向。因為對疾病越來越熟悉，病人越來越多，在該專科常見的疾病又是特定幾種，所以我們很容易忽略病人本身的心態與想法，只在意專業知識及疾病。因此作者可以不受到僵化的文化束縛，用雙眼親自印證病人的狀況，實屬難能可貴。

作者在照顧病人的過程中，記錄下每天的點點滴滴，透過敏銳的觀察力與獨特的視角，詮釋著屬於病人的故事。對於一位精神科病人，有時候我們常常不知道他患了什麼病。如果不詳加觀察病人，不與病人有所交流，我們很容易被蒙蔽。畢竟，精神疾病不是隨時都會發作，有些甚至只是思想上與眾不同，因此不仔細深入了解，很難對病人有全盤的認識。

這個病人讓作者感到非常矛盾，他覺得病人面對自己要走的路或許是清醒的，清楚自己在人生道路上的坎坷，也知道自己非走不可；但是隨著相處時間變長，作者開始懷疑病患所說的話，是不是現實穿插著想像。因為發現病人有時醉倒在幻想世界，一個不想醒來的夢裡，裡面沒有煩惱、痛苦，只剩下感激，「感激家人對你的包容，感謝王母娘娘對你的庇佑。」然而這種在內心滋長的矛盾感，開始挑戰著彼此的信任。「信任，是彼此給對方最大的禮物。」作者十分珍惜這份情感，但是信任卻被撼動。他開始懷疑自己的判斷，分不清楚病人到底是清醒的，還是活在夢境裡。

隨著時間的推進，作者漸漸發現病人內心的苦楚，他害怕言語不小心勾起對方的悲傷，也害怕病人未來無法好好照顧自己。後來，作者了解到病人其實是清醒的，卻也不清醒。因為內心脆弱，無法再承受傷害與打擊，小小的變動便足以讓世界一次又一次顛覆。所以你懼怕，怕到躲在夢裡不願醒來；訴說曾經美好的現實，卻不願前進，不願面對那條你說得走完的路。一條不知道有多遠、有多痛苦的路。

在離開醫院前，作者悉心叮嚀病人好好照顧自己，並帶著深深的感謝與祝福，希冀下次可以再聽到伴著步伐傳來的金屬聲，在病人的人生旅途上，訴說著她還安好。

解析 1

記一段過早的相遇

謝朝唐

■ 精神科醫師、高雄醫學大學醫學士、中山大學哲學碩士

■ 現為法國巴黎第七大學精神分析與心理病理學博士候選人

> 誰能保證說，十八世紀的醫師並沒有真正看見他親眼所見，非要再等上幾十年，幻想的圖像才得以被驅散，從而在這片淨化空間中，將事物的清晰輪廓迎至眼前？
>
> ——米歇爾・傅柯，《臨床的誕生》+

許久不見醫學院裡的哲學家來信，希望能為即將出版的倫理案例寫點什麼。我對於這個邀約誠惶誠恐。身為醫療的一員，我深知在臨床當中開展倫理對話的困難，一方面，日益緊縮的人力、越加繁瑣的文書工作，壓縮了臨床人員與病人的相處時間，而另一方面，倫理對話的開展，其情境，相當不同於醫學訓練所強調的鑑別診斷模式，以致，當情境倫理的思維與醫療現實發生碰撞，首先常會讓人有個疑問，這些對話、

+ Foucault, M. (1963). *Naissance de la clinique. Une archéologie du regard médical.* Paris: Presses universitaires de France.

這些遭遇、這些描述，對於醫療的意義何在？實習醫學生[+]所書寫的，這些富含情感的聯想或思考，會不會只是醫師養成過程中，需要被跨越、被克服、被小心梳理並加以安頓的人性弱點呢？

這個問題並不容易回答，特別是，本書所欲呈現的倫理遭逢，絕大多數發生在精神科的封閉式病房當中，而一般而言，封閉式病房所收治的，都是患有重大精神疾患的高風險個案。我們試圖用隔離來限制其危險性，不管是對自己或者對他人的。然而，除了暴力跟自傷，精神病患身上，難道不具備其他的危險嗎？當我們第一次試著靠近他們，那些我們身上所出現的各種感受及反應，又該怎麼理解？面對這樣的特殊情境，倫理案例書寫試圖勾勒的又是什麼呢？

這些疑惑，在我心中存在已久，然而，隨著逐一翻閱本書案例，明晰的問題漸漸淡去，同時，一股熟悉卻尷尬的感覺油然而生。我應該也曾經歷過某些類似遭遇，想過一些文中所提出的問題，但尷尬的是，我竟想不起具體我第一次到精神科見習的記憶。

+ 2013 年起，臺灣的醫學教育全面改為六年制，一併取消了見習醫師、實習醫師等容易與正式醫師身分發生混淆的稱謂。在醫院裡進行臨床學習 (clerkship) 的大五大六醫學生，一律稱作「實習醫學生」，相當於舊制的「見習醫師」階段。本文亦採用改制後的新稱謂。然而，在提及筆者當年回憶時，有幾處仍保留了「見習」這個說法。

倒是想起了另一段。在大四下即將進入醫院見習之前，那陣子，我沈迷於單眼相機的拍攝與暗房沖洗，整天跟單眼相機形影不離，甚至隨身帶著腳架。有一次跟畢業的社團學長聚會吃飯，我煞有其事地架設單眼相機拍攝合照，結束後，他拿過我的相機在手上把玩，說，啊真懷念，我當年也有一陣子像你現在這樣沉迷過攝影。我看著他，感覺不可思議。如果這件事對你來說這麼重要，你是怎麼可能放下的？而現在竟可以如此輕鬆。這個場景唯一留下的感覺只有尷尬。多年之後，我早已不再使用相機去做實用目的之外的拍攝，尷尬的是，我實在不願想起當時我心裡默默對於這個學長輕易地就拋棄了一部份自己的難以苟同，以及，當時自己竟能總是那麼煞有其事。

該怎麼看待，這種生命中特定一段、明顯帶著保鮮期限印記的經驗感覺與思考？這些倫理案例，因著敘事當中出現了某位病人的影子，有些人可能會以案例報告的標準來衡量，有些人甚至會反過來企圖對作者的個性作出評價。從這角度來看，我當年那段臨床攝影的遭逢，如果可以像本書作者們呈現得如此細緻的話，對專業攝影師來說，想必充滿了各種技術性瑕疵因而根本不該冠以攝影之名，而在特別擅長見微知著的人眼中，我應該是個容易一頭熱對自己許下諾言卻難以持續的人。

不是攝影也無關乎自我性格，我想起的是什麼呢？無關乎具體個案也無意要做自我剖析，本書作者們試圖在書寫中呈現的又是什麼呢？

必須注意到，作者們進到臨床現場時，身分是實習醫學生。每個醫師的養成，依序都會經歷：書本學習、臨床見實習、住院醫師、主治醫師。短短的十年左右，一位醫學生就會跨過醫學之父希波克拉底與我們當代 2400 年間的距離，從一個普通人變成一位專科醫師。而其中，實習醫學生的身分無疑是最特殊的。此前，他們已經把精神科重大疾病的診斷準則背過一遍，但還沒有實際認識各種病人的經驗，身上還帶著二十多年來這個社會文化累積給我們的對於精神病患的傳說。在與病人的初次遭逢裡，起初，那是一種複雜的目光，除了文化傳說還有許多個人經驗的聯想與疑惑，而最終，這道目光會逐漸聚焦收攏到當代醫學的可見光譜範圍中，並使用具備足夠普遍性及穩定度的醫療語言來進行表達。實習醫學生這五個字所代表的，首先就是這樣一種不可思議劇烈的過渡性過程的起點。而他們所給出的臨床倫理案例書寫，也是試圖去表達，在這種非常特殊的遭逢裡，發生了什麼事。這既非醫師與病人的遭逢，也不是人際間偶然的相遇，這是每個醫療人員都曾經歷過，但無法持久、無法逆轉的一個劇烈變動階段。或許就像〈精神病房裡的蝴蝶〉所捕捉到的，這是一種過客的感覺，也像在〈必經之路〉裡無意間提到的，下次就只能路過了。

在這過渡性過程中，很明顯地，實習醫學生還不是醫師，病人也還在形成。我曾聽一個個案家屬，跟我仔細描述他妻子的種種怪異言行，以及施加給他各種不可思議的規定，但最後，他說，他妻子只是太愛他了，才會胡思亂想嫉妒成這種程度。在我的腦海中，他的妻子作為一個妄想症患者的形象已相當鮮明，但在家屬眼中，病人尚未形成，或者，拒絕形成。這樣的經驗當然不止發生在一般民眾身上，在慢性病房工作期間，我自己也曾做過多次誤判，這個躁鬱症病人是正在逐漸躁狂發作，或者，只是最近比較開心一點，而往往必須等到病情更惡化，或許是導致了一起關鍵性的衝突之後，我們才能對這個變化蓋棺論定，往前回溯病情惡化的可能原因，並在其中發現，我們也曾跟那個妄想症患者的先生一樣，對這些細微變化渾然不覺。

不像身體疾病有解剖學以及檢驗數據作為最終明證性的來源，精神科的病人，永遠需要經歷一個誕生的過程。即便在你接觸他之前，你已看過厚厚的一本病歷，聽過前一個醫師交班，但最終，病人必須實際在你眼前誕生出來。這個誕生的時刻是很有趣也很悲傷的。最初，他跟所有人一樣，跟我們自己一樣，我們努力用自己的跟聽來的經驗去理解他，我們對自己說，他提到的感覺就像我曾有過的某某感覺，直到，我們被迫承認已無法完全理解他的一切，無法把這個人與自己的一部分等同起來，我們會經歷一種分離。然而，在臨床情境裡頭，理解抵達不了之處，我們自然會借助於醫療語言來解釋。以分離為前提，精神醫學的判斷才得以建立，並在主體內在獲得一種怪異的穩固性。於是，一種很特殊的所謂精神醫療的醫病關係就此形成。這種關係的本質是分離，但同時，醫病雙方又唇齒相依。就像完形心理學裡最著名的「魯賓的面孔／花瓶幻覺」圖，側臉與花瓶完全緊密相貼，卻又徹底分離。

這段關係的起點，在〈裂縫微光〉裡頭，作者用閃電擊中來形容一種無法抗拒的吸引，在〈望天堂的雨輕輕灑落〉裡頭，甚至首先是姍姍主動牽起作者的手。根據臨床框架的定義，這些住在病房中的發動者都叫做病人。然而，實習醫學生眼中的「病人」是怎樣的呢？我們在書中可以輕易看見，這些人給人的第一個感覺並不太像病人。更像是，在某個夏令營第一天所遇到的，那個之後不會再聯絡但終究會在我們心中留下一點痕跡的那種人。或許是，他們現身之初，兩人還過於靠近，缺乏醫療所熟悉的目視的距離。但接下來，隨著醫學訓練的演進，最終，這種關係註定要經歷一種質變，註定要完成之前所提過的分離。很明顯地，在倫理案例寫作期間，這個分離尚未完成，也因此，實習醫學生所寫的倫理案例完全不同於醫師或普通人所寫。除了在認識上，他們還拿捏不準理解的界線之外，面對這段關係，他們也充滿掙扎，但這不是一種智性的掙扎，更像是，他們正在考慮該跟眼前這個人保持一種怎樣的距離，怎樣的距離對他來說是最好的。然而，醫病之間的距離，早已是註定的了。這也是為何，我們總能在字裡行間，讀到隱而不顯的悲觀。即便作者也試著要去找出一個相對正向的出路或期許，但最終仍留下一個奇特的悲喜劇氛圍。

我們可以想像，多年之後，大多數的實習醫學生都會完成這段分離。如果他們選擇從事精神科工作，在診間裡，他們會用敏銳的知覺、精細的推理來觀察並思考眼前這個人。病人的誕生或許還是需要一段歷程，但時間會短暫到可以忽略不計，瞬間，他們就會熟練地佔住一個最合適的位置，穩定地保持一個適當距離，不會遠到病人聽不見，也不至於近到呼吸相聞，從而可以有效地給予病人專業的建議。

在本書的各個倫理案例裡頭，不管是醫師或病人，都還在發生中，是一個進行式，而且是圍繞著精神醫療的醫病關係這個奇特核心各自展開。因此，這些倫理敘事本質上並非案例報告，因為醫學所要求的穩定視域尚未形成。然而，即便稍微理解了實習醫學生這個階段其構成條件的特殊性，對於他們的倫理案例書寫，這種擺盪在主體與客體兩端似乎無所著落的特殊文類，又該怎麼看待呢？

我想起之前一個病人，一個太太，每次回診都在跟我抱怨跟兒媳之間的衝突，以及失眠。有陣子，她跟兒媳的衝突突然加劇，我們花了更多時間討論這些老問題，但收效甚微，助眠藥物也調了又調。直到有次談話最後，她跟我說，「算了，我明天還要回陳醫師那邊看診，也不知道需不需要再開一次刀，我還是先處理眼前的問題吧。」「眼前的問題」這五個字像一道閃光，我想起她上個月剛去開完白內障的刀，但她一直沒跟我談過開刀後的身體經驗，那種世界突然明亮了起來，有點不太真實的感覺。

在這個常見的臨床片段裡頭，很明顯地存在著一個理解焦點的位移。婆媳衝突跟輾轉難眠這兩個老問題暫時被取消了，以便新的討論視角出現。這種既存視角的「取消」，或者稱作現象學還原+，在情境倫理的描述中，佔了一個很重要的地位。當我們在閱讀倫理案例時，很容易就可以看到這類取消的痕跡：懷著巨大的入侵者焦慮卻被智能障礙患者一個不經意的動作輕易化解，在自殘自殺的極限處病人放開了手說她發現拳頭中什麼都沒有，無意間流露對於看護的敵意刺破了作者一直在努力維護病人陽光努力清醒的形象，即將出院的病人把一直在思考依賴或者分離的實習醫學生介紹給了另一個工作人員。在隱微的轉折發生之前，我們其實很難發現，即便懷著好奇的目光站在對象面前，那道認真的目光，首先已是由我們的內在性所構成，對一切事物運作著幾近完美的解釋，就像幫它們本該赤裸的真實穿上了一套我們親手縫製的華服。而偶爾的偶爾，在轉折發生當下，我們才會在凝神中看見了一絲異樣的感覺。

現實的倫理情境當中，取消或還原，經常不是一個經過計算的動作，自然，結局也不常像倫理大師所描述的那般完美。為了不給這些活生生的人物硬加上一副不屬於他們的面具，倫理書寫常常只能勉強地記下掙扎、困惑、聯想等線索，等到有一天我們可以重新描述它們。這樣的書寫在光譜上更不像小說，更像是工作筆記。我們甚至很可能是為了一個還不明白的困局，還不被辨識且獲得命名為困局的可能一個用詞、一小段

+ 現象學的方法包含下列幾個基本步驟：1. 現象學直觀，2. 現象學分析，以及 3. 現象學描述。而貫穿這些步驟的最核心精義，則可用「現象學還原」一語來加以表達。上述關於情境倫理的現象學方法及進一步的結構性說明，請參見：
林慧如 (2007)。情境倫理的省思——從李察詹納的一則臨床案例談起。**高醫通識教育學報**，**2**，p.30。http://ir.kmu.edu.tw/handle/310902000/17612

對話或是一個畫面，才去啟動這個倫理書寫。我們一字一句艱苦地重構整個經過，大費周章地，只為了把那一點點莫名的片段保存下來。

但取消終究是很困難的。因為現象學還原真正要取消的是自然信念，當年每天抱著單眼相機片刻不離身的我，到底要怎麼暫時取消我對攝影承諾會一生一世矢志不渝的信念呢？我看著眼前這個來自未來的學長，我強力地在心裡批評他，彷彿要抵抗一句詛咒，抵禦一道威脅。我學長沒有再回應我，也沒有爭辯，我甚至不記得他有沒有露出過那一向招牌自信的微笑。但這場對話畢竟是發生了。倫理對話或許不是為了當下可以快速解決問題而存在，或許是為了在未來還有綻出意義的可能而存在。這類啟動倫理情境的元素常常是最溫和也最危險的，它一直在要求對話、要求回應。多年之後，我終於可以取消對於攝影的承諾，但這種感覺很奇怪，那個承諾並沒有真的消失，更像是我在承諾上面疊了一層，或者像是把原本寫滿字的黑板擦去，隱隱還留著舊的痕跡，重新在上面寫字。

我終究好奇，實習醫學生回到未來之後，會怎麼看待他們穿越之前的倫理書寫？怎麼理解自己當年究竟真正看見了什麼？而重複進出病房多次，思考與反應早已僵化的病人，又是怎麼在內心深處保存這段過早的相遇？深到無法浮出意識。那時他還不知道該問什麼，他也無法真正回應什麼。

2

故事充滿縫隙

05 願望——精神科病房日記

06 阿月的故事

07 無題。精神病房的雜亂想法

08 高粱

解析2 故事充滿縫隙

05 願望——精神科病房日記

Day1 星期三

Female, **17y/o**, 喜歡打籃球和游泳……

——節錄自 **IPD system, Admission Note**

她是一個與眾不同的女孩，有著一頭染金的短髮，稍微嬰兒肥的圓臉，約一米五的個頭，和一手臂色彩繽紛的刺青。她躺在床上，用病房配置的薄被捲成了毛蟲狀。

「……你好，我是實習醫學生，我可以跟你聊聊嗎？」在我的招呼聲中，她轉過頭來，一雙眼睛睜得大大的，看著我。

「好。」她坐起來，語氣平淡，臉上沒什麼表情。

「聽……聽說你以前有在打籃球，你很喜歡運動嗎？」金髮和刺青在視野邊緣分散我的注意力，我保持親切的笑容，突然有點不受控制的結巴，應該是緊張的緣故。精神科 Survival

Guide+ 有說，剛開始和病人建立 **Rapport** 很重要，若不被病人信任就很難讓治療進行。和她的聊天只有一問一答，進行得有點艱難，我努力想些問題，試圖讓對話持續。

「……所以你也會打桌球和羽毛球喔？我之前體育課也有學過耶！只是都打得不太好……喔喔！你還學過泰拳？好厲害喔！在哪邊學的啊？」

「有教練教我。」她從平板的臉上拉出一個嘴角微揚的笑容，大概是受到稱讚，而感到不好意思。青春少女的年華，卻要在門禁森嚴的精神科病房與世隔絕，不知道她會不會想念在競技場上挑戰極限的日子。

5T 急性病房有配置桌球桌，可以和病人打球，亦可作為會談或治療的一部份。整天待在床上不運動，實在不太健康，於是我邀她一起去打桌球，想看看她口中的「專業訓練」是怎樣的程度。從護理站借了球拍、網子和球，她駕輕就熟地指導我組裝好球網，一邊喃喃說著其他病人的 control+ 不好，都不足以當她的對手；一邊以慵懶的姿態站著，彷彿我和其他人都只是地上的小小螻蟻。半小時後，一位穿著沉甸白袍、滿身大

+ Survival Guide（求生指南）：是善心前輩們收集、簡化常見教科書內容，加上個人經驗見解，用來指引新進迷途實習醫學生學習方向的工具書，內容涵蓋一個科別的基本知識，通常影印成小本子放在白袍口袋，方便老師問問題時隨時找資料。

+ Control：在這邊 control 除了指控球，也意指其他精神病人（例如躁鬱症或思覺失調症的病人）對身體、精神的控制力較差的意思，翻譯為控制可能比較能概括。

汗的可憐實習醫學生，追著乒乓球跑來跑去。

「我教練看到我現在這樣一定會罵我！」她咧開嘴，笑著說。她生病至今大概也許久沒好好練球了吧！所以半桶水的我，才僥倖與她平分秋色。

「……今天就先這樣吧！我休息一下……太久沒運動了，好累喔……」我故意喘了幾口氣，表現很累的樣子，準備結束今天的會談。

「我等下要開會，要先走了，明天再來找你打球吧！對了，我到下禮拜三都可以來跟你聊天喔！我這次見習到下禮拜三。」

她說：「好啊！」又確認了一次我會待到下禮拜三，便向我揮手再見。看著她的背影消失在轉角，我用手背擦掉瀏海上滴下的汗水，一邊不著邊際地回想著……

十七歲呀！好年輕喔！十七歲的我，都在幹什麼呢……

Day2 星期四

Unspecified depressive disorder, post-traumatic stress disorder, 對喜愛的事物失去興趣……

「今天我早上已經跟他們去頂樓活動了，蠻累的，而且我心情不好，不想打球。」她又蜷縮在被子裡了。昨天稍微惡補桌球技能、準備今天也打球的我雖然有點驚訝，但馬上打起精神，先詢問了她吃藥的狀況。

「我覺得這邊的藥沒用，心情都起起伏伏的，之前在其他醫院吃的藥就不會這樣，好想換回來。」她的語氣聽起來很疲憊，似乎被很多煩惱糾纏著。然而，由於抗憂鬱藥的藥效大多一、兩週才會穩定，現在才住院第三天，我只能告訴她：再多觀察幾天，可能就會改善。

「聽說早上頂樓活動時，有兩個女孩子在合唱 Rap，你有看到嗎？」為了讓她心情好一點，也或許是為了掩飾在藥物方面可能幫不上忙的心虛，我開始找話題聊天。

「喔！那就是我啊！我和另一個女生一起唱。」她咧嘴笑了一下，手指也揮舞起來，接著說道：「她唱得不錯，我們在比誰的 control 和 flow+ 比較好，各有輸贏，我們下次還要再比。」

我對音樂完全沒有研究，只好虛心請教那些好像很專業的名詞。她很有興致地對我說明，還跟我說她學過很多種樂器，如：鋼琴、大提琴、中提琴、豎笛、吉他、烏克麗麗和音箱鼓等，讓我覺得很不可思議，她卻笑哈哈地說，有老師教她。

+ Flow 是 Rap 中一個重要且有些抽象的概念，是詞 (Lyrics) 和節奏 (Beat) 結合的模式 (pattern)，簡單說就是指 Rap 的唱調。

她說她唱歌也不錯聽。她拿出一臺白色機身、四角圓弧狀、前後貼著好幾層紙膠帶的手機，播首喜歡的歌，並唱給我聽。她的歌聲清脆高揚，一如她十七歲的青春年華，應該充滿希望、如花朵般盛開的年紀，唱的卻是彷若遲暮的沉重歌曲。我抄下了歌名，決定為她努力學習唱歌。

她看起來心情好多了，我終於問出憋了一天的問題：「你手臂上這隻……魚，是不是有什麼意義啊？」

她抬了抬刺青那側的肩膀，對我說：「喔，這個啊！這個是要紀念小時候和爸爸去釣魚啦！但因為一般的魚沒什麼藝術感，所以才改成一條鯉魚。我看到它就會懷念一下那個時候……我爸爸已經過世了，我好像還沒跟你說過。」這段在病歷上有記載，她的父親在她五年級時，自殺了。她似乎一點也不在意談到過世的父親，反而撩高袖子，指著露出來的上手臂興致勃勃地告訴我：「這個是日本的不倒翁，代表願望。」

「喔？不倒翁是願望的意思啊！我第一次聽說耶！」我一臉驚訝，襯托著她一臉得意得表示，圖案都是她自己設計的。

那麼，你的願望是什麼？在愉快的氣氛中，我一時不敢問出口，後來卻成為在腦海縈繞很久的問題。

Day3　星期五

Sexually abused trauma, suicidal ideation & suicide attempt, 暴躁易怒……

她其實是有一大篇冗長病史的女孩。

她小時候經歷了父母離婚以及被性侵害的創傷，從此有**間歇性低落**的情緒。因為取得監護權的父親財務狀況不好，她被先後送到寄養家庭和育幼機構；而後父親自殺，她也失去重要的依靠。讀國中時因為常被同儕霸凌，憂鬱情緒變得更嚴重，甚至有了自殺的想法；也從那時起，開始固定到精神科診所進行追蹤。

高中雖然情況有所改善，但她還是從學校休學並開始打工，卻因為情緒問題，無法維持穩定的工作。數個月前，她又遭受一位陌生人的性侵害，再次沉浸於痛苦的回憶和噩夢中。由於情緒低落、易怒和自殺意念，她多次準備跳樓被機構員工阻止，並在社工的建議下，曾到精神專科醫院住院一段時間；而近一次情緒低落時，前女友說要一起吞藥自殺，共赴黃泉，便吃掉所有精神科藥物，被發現失去意識後，送來急診。她目前休學、無業，然而育幼機構只能收容她到十八歲，若未在明年生日前找到工作，她不僅會流落街頭，也毫無經濟支持。

「我討厭我的醫生，他怎麼可以就這樣搶走我的手機？」她坐在病床上，像身處嚴冬中用棉被包裹身體。她緩慢得半抬起低垂的腦袋，眼睛直瞪著前方，一瞬間彷彿遊戲裡怨氣四溢的大魔王。

我鼓起勇氣，張開雙臂輕輕給她一個擁抱。

「好啦⋯⋯不難過，我再找學長幫你問問看能不能拿回來啦。」她的手機剛剛被沒收了，急性病房是有禁止能照相的3C 產品的規定，昨天我看到她的手機時就感到奇怪，但因為有用紙膠帶遮著鏡頭，我還以為是有沒告訴實習醫學生的隱藏規定，看來是我想多了。

「我就是討厭他們那種態度！」她宣洩著情緒，和我說了很多話。

她說，她討厭那些想來就來，自顧自地問問題，想走就走的醫生。

她說，她需要的是關愛，像那些神什麼的都太遙遠了，她只是需要有人愛她。

她說，她小時候被一個鄰居性侵，卻沒有提告成功，讓她今年初又被性侵，不過，那個人已經死了，不知道怎麼死的。如果他還沒死，真想讓他生不如死。

她說，她被寄養家庭家暴，本來以為去了機構會好一點，結果第一天就被那裡的老師拿椅子毆打。

她說，她之前在學校被同學霸凌，被老師當著同學的面羞辱，說她是沒有爸媽的小孩，說她成績很不好，還說她喜歡女生不正常。

她說，她的爸爸是躁鬱症患者，媽媽有思覺失調，基因組合生下的她，一定更糟，連她都不知道自己為什麼要被生下來。

「但你是好的，你都有關心我。」她扯著嘴角笑了一下，像是已經整理好情緒。她拿起床邊置物櫃上的藍色水杯，對我說：「你有沒有玩過阿卡貝拉？要不要試一下？」我知道這是她的故作堅強，所以配合著她，讓她教會從來沒學過的我敲打出節奏。

她哼著輕快愉悅的歌曲，像暫時揮開了那些籠罩的陰霾。

Day4　星期一

Cluster B personality disorder-borderline type:

- 不穩定且緊張的人際關係，常常過度理想化他人，要不然就全盤否定別人。
- 瘋狂努力避免真實或想像中的被放棄（不包括自殺或自殘的行為）。
- 一再自殺的行為，常有威脅要自傷的舉動。
- 由於心情易過度反應，而導致情感表現不穩定（如強烈且陣發性的心情惡劣、易怒、或焦慮）。
- ……

——節錄自 PSY Survival Guide

「啊就那樣啊！還能怎樣！」她雙手環抱手臂，用很兇的語氣對查房的老師說話。我從沒看過這個樣子的她，像有人欠她八百萬的債。

查房結束，我趕緊追上老師詢問她的事。「這個 case 真的不好處理。可能是上禮拜拿走她手機，讓她連結到過去某個相似的場景，比方說以前被學校老師辱罵、責打的不好的經驗，使她表現出對其他人的否定和敵意。」老師嘆了口氣，接著說：「她憂鬱背後的原因太複雜了，而且她這個條件真的很難找工作。才十七歲，除非你資助她，不然真的很難……現在也只能諮詢社工，看有沒有其他辦法……」

我懷著無能為力的懊惱，又回到她的病房。她抱怨著吃的藥一點效果都沒有，晚上依然睡得很糟，心情也很不好，擔心很多事情，整個腦子亂糟糟，冷靜不下來。她很擔心未來的生活何去何從？她的學歷和年齡，到社會上不會有公司要聘用；休學的背景，也使她不能到需要打工人員的店家工作，因為這些店家只會找還在讀書的學生。之前為了找工作，她曾經走入一間一間店去投履歷，但收到的回覆都是以後再聯絡，她就明白這些公司不會用她，因此感到非常失落。然而，她為了達到社工的要求，都已經這麼努力，社工仍然把壓力加在她身上。

「你的手怎麼了？」我看到她的左手腕上，一條一條脫皮的傷痕，是之前沒看過的。

「這是我昨天劃的……這邊拿不到很利的東西，根本沒什麼痛感……」她給我看她藏在枕頭底下，一個刻有神像的軟金屬片，她把金屬片彎折起來，勉強弄出一個比較銳利的角，來劃傷自己的手。我心疼地看著她的手，卻說不出那金屬片可能是違禁品，我怕拿走了，她可能又會用更激烈的方式傷害自己。

她放下了金屬片，換了一個話題。「那個醫生啊！我覺得他沒有給我尊重。我跟你今天才第一次見面，就一直問我的隱私，我為什麼要告訴你？一直問、一直問，都沒有給我空間，我也需要時間反應一下啊……我覺得我好像被大石頭壓著，好多、好多大石頭，我被壓到快喘不過氣……而且我覺得我心情不好又不是因為你，你為什麼要一直認為是你造成的，你又不是我的什麼人……就像那個社工，他又不知道我想要什麼，為什麼要管我的生活？為什麼要救我呢……」她的臉看起來怨氣未消。也許是因為在她短暫的十七年人生當中，太少得到他人釋出的善意了，才總是用堅硬的外殼，武裝自己柔軟的情感，需要更多的關愛才能軟化。

「我如果死掉了，也根本沒有人會在意……」她有些認真地說，彷彿腦子裡計劃著這件事已經很久了。

「可是我會難過……」我努力讓她不要那麼失落。

「你為什麼會難過？你不是就快要離開了嗎？之後我發生什麼事你也不會知道吧？」她訝異地問。

「我會看到你的病歷啊！」我不經意地說。

「你為什麼會看到我的病歷？」她似乎不知道病歷是什

麼，而我也不敢讓她知道，其實，穿著白袍的醫護人員都可以查到她的故事。

「我可以查啊！你如果死掉就會有證明。」我記得是會在 SOAP⁺ 上看到幾點幾分 **expired**。

「喔！你會看到我的死亡證明喔……」她點了點頭，若有所思，似乎誤會了什麼。但如果可以讓她稍微減少一些自殺的想法，一點誤會也沒關係吧！我這麼想著。然而，一直對於輸入病歷號碼就會跑出資料習以為常的我，突然想起，如果她往後不再來醫院，就不會有任何紀錄留下了。那麼，在這個病房的見習結束後，她和我的關係就形同兩條平行線，也許不會再有交集。

後來，老師找她到會談室再進行一次會談，我也陪著她。雖然她仍然無法敞開心懷，但不再那麼抗拒回答老師的問題。老師評估她的情況後，也決定幫她加重藥物的劑量。這麼一來，她的心情應該暫時可以穩定下來了吧！我開心地想著。

Day5　to the end...

再看到她，她又恢復成了那個看似健談、活潑、會打球、

+ SOAP 是病程紀錄的一種模式，分為 4 部分。1. 主觀感受 (subjective)：例如今天是否肚子痛 2. 客觀資料 (objective)：例如今天抽血檢驗的結果 3. 評估 (assessment)：根據主觀感受和客觀資料評估病情的變化 4. 計畫 (plan)：根據病情安排接下來的治療計畫。

愛唱歌的女孩，和我說笑話和趣事，她跟我說，她的藥有效了，她晚上終於睡得安穩。

我知道，說再見的時候快到了。

在醫院，大部分的醫生、家屬和病人都耗盡心力，努力想挽留逐漸稀薄的生命，唯有一些 Psychiatric（精神科）的病人，不解為何人人都要阻止他們離開人世的宿願。對於她，我知道我幫不上什麼忙，我只能在這幾天扮演一位能夠放下戒心、傾吐煩惱的對象。白白得到她的信任，卻絲毫解不開她的困境，我依舊為自己的無能為力而懊惱。急性病房住滿一個月後，她將回到育幼機構；而年滿十八歲離開機構後，她可以找到一份支撐生活的工作，並努力活著嗎？抑或又遵循著 suicidal ideation 走上 suicide attempt 的道路？我決定不再思考這沉重的答案。

要分別的時候，她剛用完午餐，躺在床上休息。我要她閉上眼睛，我將會在她的睡夢中離去。希望和我的相遇，能是她一場愉快的夢；希望她的餘生，能像她喜愛的歌曲《往後餘生》一樣，找到一個堅定的目標，不懼風雪或清貧。

我交出了門禁卡，走出了精神科的管制門。然而現實之外，有個不倒翁的大臉依舊瞪視著我。那時沒能問出口的、她的願望，究竟是什麼呢……

迴響

在精神科，往往需要建立良好的醫病關係，也才有良好的醫療順從性，甚至還影響著藥物治療效果；尤其對於防衛心很強的**人格障礙症** (Personality Disorder) 患者，也就是長期擁有僵化思想與行為，以至於認知、情感或社交上，有異於常人的表現的疾患，往往需要醫療方更有耐心的對待。

本文字裡行間，可看出作者很努力，想辦法更親近故事主角，如：

「……所以你也會打桌球和羽毛球喔？我之前體育課也有學過耶！只是都打得不太好……喔喔！你還學過泰拳？好厲害喔！在哪邊學的啊？」
為了讓她心情好一點，也或許是為了掩飾在藥物方面可能幫不上忙的心虛，我開始找話題聊天。

作者在文中努力展現同理溫暖，如同在呵護一個單純而脆弱的小孩般小心翼翼。當女孩將極為隱私的事脫口而出：

「喔，這個啊！這個是要紀念小時候和爸爸去釣魚啦！但因為一般的魚沒什麼藝術感，所以才改成一條鯉魚。我看到它就會懷念一下那個時候……我爸爸已經過世了，我好像還沒跟你說過。」

這表示著女孩的回饋與信賴。女孩的父母很早就離婚了，父親取得了監護權；女孩曾遭到鄰居性侵，從此開始有間歇性低落的情緒；女孩的父親財務狀況不好，因而曾先後被送到寄養家庭和育幼機構；也許是不堪於龐大的壓力，於女孩五年級時，父親留下她一人，自殺了。

「你的手怎麼了？」我看到她的左手腕上，一條一條脫皮的傷痕，是之前沒看過的。

「你為什麼會難過？你不是就快要離開了嗎？之後我發生什麼事你也不會知道吧？」她訝異地問。

簡短的兩段描述，女孩單純而澄澈的內心，詫異著自己被如此切實而明確的在乎；我不禁捫心自問，家人給我們滿滿的關愛，我們又有一一珍惜嗎？

因女孩複雜的家庭背景，和諸多不幸的遭遇，蒙上一層又一層的陰影，彷彿深不可測，也永遠無法憑著我們的價值觀或生活環境，來充分理解、同理。讀著女孩的過去，心裡只有單純的凝重與悲傷。

她很擔心未來的生活何去何從？她的學歷和年齡，到社會上不會有公司要聘用；休學的背景，也使她不能到需要打工人員的店家工作，因為這些店家只會找還在讀書的學生。

女孩身處黯淡的青春，該怎麼去期待光明的未來？何時又能因身旁的溫暖，再次短暫撥雲見日？身在社會洪流中，如此渺小的存在，也許只能如此不切實際的企盼著。

直到說再見的那一天，作者仍有著滿滿的困惑。

白白得到她的信任，卻絲毫解不開她的困境，我依舊為自己的無能為力而懊惱。急性病房住滿一個月後，她將回到育幼機構；而年滿十八歲離開機構後，她可以找到一份支撐生活的工作，並努力活著嗎？抑或又遵循著 suicidal ideation 走上 suicide attempt 的道路？我決定不再思考這沉重的答案。

在這短短的兩週見習，我們只不過是過客，片刻的佇足是陪伴？是關懷？或只是楓葉林的一陣秋風，蕩起了一陣漣漪後，卻頭也不回的離去？也許我們等到答案的那一天，已好久、好久的以後了，而那時也早已淡然。這些問題在結尾裡，顯得沉重而無力，也許只能笑著給予祝福。

作者記錄與病人對話的一言一語，是精神病房特有且重要的記述方式，藉由呈現這樣的記錄，使我們一窺病人的病情與預後。作者除了身為故事的主角，也彷彿是位領航者，透過每段對話的心境描述，帶領我們認識這位病人，也娓娓道出：自己是如何自陌生，進而認識、同情乃至祝福，是一段感人的緣分。

06 阿月的故事

「這裡是我的最後一站，蔣公已經迫害我十七年，醫生我是很相信你，才跟你說，下次你就要在電視上看到我了……我王八弟弟他……」阿月已經講了三十分鐘沒停歇了，護理師見怪不怪從長廊走過；而醫師好不容易找到她換氣的瞬間，才成功把話題結束走向另一個病人。窗外很熱，精神科病房很冷。

阿月是整個急性病房的大姊頭，年約五十多歲，在躁症沒有發作時就像風紀股長，病房的人也都習慣有她這一號人物存在，做人海派的她留著一頭及肩捲髮，身材微胖，穿著拖鞋喀拉喀拉，拉著大嗓門，常常在唸兒子女兒不來看她，在這裡像個大媽似的照顧大家，我想是情感投射吧？這些舉動剛好填補她心中的缺口。

這裡是五樓急性精神病房，要進去必須要在四樓的樓梯和對講機確認身分後，方可開門進去，上到五樓直達護理站。為了保護醫務人員，進去病房還要再開一道單向才能開啟的門，就是這樣重重關卡才能讓人放心，畢竟這裡的病友有時會做出乎意料之外的舉動。這天聽說要轉來一位十六歲的男孩，名叫小愷，和阿月最小的兒子差不多大，因為**腦炎**產生**癲癇**的後遺症，吃了幾年藥後動了**胼胝體**切除術，但之後就變得易怒、不說話、不與人親近，而且有暴力傾向。目前一個月還是有十來次的**廣泛性發作**，病情十分不穩定，像是持續膨脹的氣球已達爆炸邊緣，家人的耐心也接近疲乏。小愷母親帶他跑遍全臺尋求幫助，任何能讓兒子變好的機會都試過了，但換來的卻是一次又一次的失望，無奈下只好輾轉來到這邊，尋求一個喘息的空間。

「走開！你走開！」突然的高分貝劃破寂靜的病房，這是小愷沉默三天後唯一的話。主治醫師之外的人都被嚇得後退三步，只有醫師依舊以溫柔、堅定的語氣叫他吃藥。但不管怎麼做，小愷還是蜷曲著身體，把被子拉到頭上包住自己不理睬任何人。僵持一陣子之後，小愷勝利了，我們只能宣告撤退，轉向小愷的媽媽。

小愷媽媽說：「真的沒地方可以容得下我兒子。五年來什麼方法都試過了，每天光吃藥這件事就讓我快爆炸了。要不是沒吃藥他就一直發作，我才不管他。臺灣的醫療真的讓我很痛心，沒有一個地方救得了我兒子。」

醫師說道：「我們知道小愷的狀況，這需要一些時間，你也要給自己一點時間。」

小愷媽媽淚眼婆娑，釋放著這陣子所累積的心理壓力，淚珠沾濕公共空間的桌椅。站在醫療團隊最後的我也忍不住紅了眼眶，只好把口罩戴上，掩蓋自己的表情。這不是我第一次覺得很無力，上次是阿月提到想回家的事……

這樣的大戰每天都在上演，也許是因為媽媽二十四小時待在身邊的關係，小愷變本加厲，負面情緒一天比一天明顯。最後主治醫師決定要求小愷媽媽離開幾天，讓小愷試著獨自面對問題，失去保護傘之後也許狀況能有所改善。從無時無刻看顧，到每天只來病房兩小時，小愷媽媽的不安完全寫在臉上，但照顧精神疾病本就是長期抗戰，再不安也只能照做，只求這樣的做法真的能有效……

持久戰在精神科無法避免，對於照顧者而言，長期照顧會讓人心力憔悴。精神病人就是需要無時無刻的照顧，現實生活又不能因此停擺，那該怎麼辦？送到療養院或是日間照顧中心，就代表不關心或放棄病人嗎？現實的天秤該倒向何方，著實讓人摸不著頭緒。小愷人生的持久戰才剛在上半場，輸贏還沒定論。

阿月剛幫頭痛的病友按摩完，穿著按摩連鎖店的衣服走向了自己的房間。她做按摩業已經十七年了，恰好跟所謂「蔣公迫害」的時間相同，這巧合不禁讓人莞爾一笑。她也挺自豪自己一手功夫，哪位病友有肩頸痠痛，也是都會「做口碑」的幫忙一下，大家都說出院之後會再去按摩店，回味一下阿月的手勁，氣氛頓時溫暖起來。

阿月還沒走到自己的房間，看到一群護理師從小愷病房垂頭喪氣走了出來，看來今天又沒吃藥了。阿月走了進去，看到小愷躺在床上一動也不動，湊過去聽到他唸唸有詞「媽媽是不是不要我了……」阿月說：「怎麼會呢？你媽媽只是先回去休息一陣子而已。」

可能一樣是病友，比較容易觸碰彼此吧？阿月竟然能讓小愷乖乖吃藥，大家看到也覺得不可思議。這天下午，阿月反常地沒有提蔣公的事情，而是一直待在小愷的病床旁邊，解釋小愷媽媽回家休息的事，直到晚餐時間才離開。阿月後來才說：「我家人才不要我了吧。」

在這邊住久的人，都有一陣一陣的矛盾情緒，有時候會哀怨家人或是社會局把自己丟在這邊，每天按表操課，沒有自我；突然又替家人找理由，說了解自己的狀況需要有人照顧，但家人要工作，覺得這樣也好，不會拖累別人；有時候又覺得世界不公平，把自己關在這裡失去自由，一秒都待不住；但更多時候是木然，對病房裡任何事物都提不起勁了，或許不要想太多，才是比較適合這裡的生活方式。

和小愷接觸後，阿月都會在他不吃藥的時候過去協助，小愷也慢慢能控制情緒，雖然依舊不與人說話，至少還願意聽，算是很大的進步。阿月也在照顧小愷的過程中獲得心情的慰藉，畢竟已經好一陣子沒看到自己的孩子。

阿月上次和家人通電話後，情緒低落了整整一個星期。經過了這幾週的調適，阿月覺得準備好了，決定再打通電話回去給跟她感情不好的弟弟，希望他再來看一下自己。阿月住在這裡一陣子了，也開始嚮往外面的生活，儘管還是會**幻聽**和**妄想**，她也想要出院。然而，若要出院需要有家屬的保證，確保回到日常生活後，還是有人可以照顧。也許是因為小愷的關係，阿月覺得自己好多了，所以充滿希望地撥通了電話。

「你不要回來，就算回來我也不會幫你開門的！」
「嘟嘟嘟……」

電話那頭瞬間無聲，阿月以為這一次會得到正面的回饋，卻依然得到這樣的回應。她突然情緒失控，整個躁了起來，瞬間斷掉理智線，摔了電話，坐在公共電話牆邊，對著天花板喃喃自語：「我要出去，我待不住了，蔣公要我去改變這一切，你們把我從這家醫院關到那家醫院，現在又把我關到這裡不讓我出去，我的最後一站就是這裡了，我不會再麻煩別人，我要結束自己的生命！」

阿月在公共空間靜不下來，一直走動，嘴裡唸唸有詞，我在遠遠的地方看著、想著，如果病人真的不想住院了，我們有權利要求她一直住在這裡嗎？是因為她違反了公共利益或是其他的原因？若是違背病人的意願把病人關在這裡，沒有違背人身自由嗎？我們要遵守對病人的承諾？還是家屬的請託？一時之間所有的問題湧上心頭，我看著阿月的煩躁，突然失去思考的能力，只覺得她有點可憐，像是被迫囚禁的犯人。我們治療了疾病，但真的有治療到病人嗎？

後來阿月就沒回來了。她請假回家，主治醫師打電話到她家時，被接起來又掛斷，大意是說她不想回來了，在這邊待太久、沒自由，待不住了。

治療精神疾病是場硬仗，很多時候覺得病況受到控制，穩定了好一陣子，以為痊癒之後，又突然發作，一切又要重新開始。情緒穩定的病人，有時又因為某個事件影響，把好不容易維持的平衡打破，所有努力付諸東流，就像阿月這次的爆發，控制了好多年的穩定，卻又在這時功虧一簣。

不過，治療的關鍵還是病人的就醫意願，如果病人本身**病識感**不足，家庭支持就非常重要，能夠給予很大的幫助；阿月家庭的支持十分薄弱，這時醫療的角色就是一個引路者，把所有對病人好的事物串聯在一起。

但是，這個引路者能干涉的範圍有多大呢？家屬或病人本身不願意再接受治療的時候，我們該怎麼做？

一群實習醫學生請護理站裡的警衛幫忙開門，從病房出來的單向門就會打開，欲進去或離開急性病房都受到嚴格的管制。

「要請人開門才能出來，真是不方便。」我對隔壁學長說。
「請人開門就可以出來，真是方便。」學長答。

07 無題。精神病房的雜亂想法

在高二那年確診為**第一型雙相情緒障礙症**(Bipolar I Disorder)，也就是俗稱的躁鬱症。這是一種精神狀態、情緒和精力在高峰與低谷間輪迴的疾病。其中，躁期 (manic episode) 出現自尊高漲／狂妄 (grandiosity)、精神高亢、思慮飛躍 (flight of ideas) 之類狀況，投入某些有危險或者帶來痛苦後果的活動（如本來用錢謹慎的人，在躁期衝動購物／投資）；鬱期 (depressed episode) 則是變得情緒長期低落、絕望、無精打采、自我評價低落等。病人如搭雲霄飛車般，在兩種極端之間擺盪，故稱為「雙相」情緒障礙。

精神科實習對我的意義特殊。

一部分是懼怕。我必須承認自己對「入住精神病房」存在的恐懼，絕大部分來自對「瘋人院」的負面印象。確切而言，兒時看國家地理頻道的龍發堂特輯，眼見剃光頭、成排腳鐐的「病友」，耳裡傳來叮叮噹噹的鐵鍊碰撞聲，那份視聽衝擊給年幼的心靈挖了幾塊填不平的瘡。

隨著進入醫學系，對於病房的畏懼逐漸轉為實際：入住精神病房的病人，有一定機率會成為「常客」。除了從門診「升級」的個案本來狀況就相對差，需要更大量醫療資源之外，病人在病程進展、反覆住院的過程中，外界舊有的社會支持網、人際關係都逐漸流失，醫療院所終將成為他最後能依賴、慰藉的處所。

實習首日，我滿訝異自己能夠心平氣和隨著組員參觀設施，而沒有拔腿逃跑。

另一部分則是疑惑。與疾病共存多年，我想找出三個纏心已久的問題線索：

- 我身上的疾病究竟是什麼？真的是躁鬱症嗎？
- 為何「我」目前為止沒有需要入住精神病房，「她／他」卻必須不斷入院／出院？
- 「躁鬱症」的本質又是什麼？

為了探究自己的疾病，我刻意在大型醫學中心與地區型醫院各選了一位躁鬱症的個案作為主要照顧病人，嘗試在會談過程中一窺病人的經歷、病程、情感，與我二十幾年來的生命歷程比較異同，爬梳其中的共通點。這是我給自己的作業，既然精神疾病將纏身一世，反覆咀嚼並理解自然也是一世的功課。

實習的三週期間，各種情緒與思緒渦流匯聚，強烈，卻難以成文。是以，只能用段落型式紀錄這段期間與兩位病人互動的雜想。

南臺灣的某家精神專科醫院 6B，急性病房。

在公共空間踅過不下十圈，相對於醫學中心精神病房區的沉藍泥灰色基調，此處採光透亮，仿木鋪地配合暖黃色系壁漆，看得出是為了營造居家氛圍而採用的裝修；簡單而言，視覺效果溫暖多了。然而一股和著漂白水與排泄物氣味的空氣團瀰散在這條走廊上，不是特別難聞、但也對食慾毫無幫助，令個人難以習慣上這個空間。

病房漫遊是王姊的提議，她是我短短四天精神科實習的主負責病人。雖然在藥物影響下容易頭暈、疲倦，但她說坐久了腰痛，何不一面散步、一面閒聊。歸功於前段時間在醫學中心接待病人的經驗，以及躁鬱症患者的健談，我在初遇這位病人不久便建立了順暢的對話。往往我只要起個頭，任王姊鑽入回憶中，她就能眉飛色舞說上好一陣子，直到咱們將注意力岔往其他話題。

照王姊所說，她的前段人生似乎是風光的：從高中儀隊的裙擺搖曳，公車邂逅戀歌，再到自學取得會計證書，籌資千萬創業；轉眼起朱樓，宴賓客，樓塌了，公司因故被迫收攤，婚姻也在精神疾病惡化與金錢糾紛的雙重交迫下畫上休止符。我不禁納悶，是長年對生活的汲營與執著，逼迫王姊走上躁鬱症的苦路？用種浪漫悲劇的說法，躁鬱症病人的疾病發展史，或許是如夸父逐日那般，試圖追尋某個目標、而又永無機會企及，最終力竭的故事吧！起碼，那是個人多年來的心路歷程。

然而，無可避免的，我對眼前這位病人的言談可信度，還是要打上一個問號。事前翻閱醫療記錄，看到 Binin（易寧優注射液，Haloperidol）和 MEZAPIN（洛拉平，Clozapine），不由心底一驚——這幾款應是針對**思覺失調症**（舊稱精神分裂症）投放的藥物，而且是後線用藥；換句話說，除非毫無替代的選擇，躁鬱症病人應該沒有機會遇到它們。王姊個人的其他資料同樣不容樂觀，多年來反覆住院的檔案均顯示，即便精神狀況恢復到出院水準，她也只具備 partial insight（部分**病識感**）。現場觀察也呼應了這些記錄，比如：她多次向我抱怨其他病人詐保、詐財云云；或者在某些情境下的暴力應對方式（她曾回憶用椅子砸護理站，抗議自己的主治醫師）。綜合而言，王姊對於自身情緒、行為的激進性，極可能是毫無知覺、或者不認為有問題的；當前的「溫和表現」，只怕是院內按時用藥控制的結果。

王姊始終沒有將自己興奮狂躁的那一面，視為疾病的表現；能夠配合服藥、遵守病房規則，或許，已經是她的極限了。

某個精神科老笑話是這樣的：

一男子來到診間求助：「大夫，我老婆相信自己是鋼琴，我該怎麼辦？」

醫師問：「那你還不把她帶來？」

男子回答：「你是不是腦子有毛病？我一個人怎麼能抬得動鋼琴？」

這類笑話大體脫離不了「病識感」這個母題。精神醫學所謂的「病識感」，簡單來說，代表病人對自我心理狀態的知覺能力，病識感越高、病人「越能夠承認自己有問題」，則病況越樂觀。

就過來人經驗，躁鬱症個案的病識感高低，或許存在某個重大山頭——亦即，察覺到自身的「躁期」，並將它重新認識為病態、異常的狀態，而非單純是一段精力絕倫、效率優良、工作能力特別強的日子；至於週期性的異常低落（鬱期）則相對容易被病人主觀發覺。尤其當我有過反鎖房間鬧自殺、徒手敲碎玻璃窗的經歷，或者長達一兩個月翹課窩在宿舍、盯著電腦螢幕，啥都不願意做，那番回憶……刻骨銘心。

鏡頭回到精神專科醫院的前一週，在醫學中心急性病房實習的那段日子。「躁期」，這是我與主負責病人蔡大姊的會談過程中，最常討論到的病況問題了。

稍微側寫下這位個案吧。相對於前面提到的個案，蔡姊的病況控制相對理想，住院期間病識感的恢復過程明顯，一週半的時間內，就從否定生病到積極尋求情緒控制，我在每天的交談過程中，能剖析出一條明確的心理功能修復軌跡。然而，雖然對憂鬱狀態（鬱期）深有體認，蔡大姊始終困惑於「躁期」的意涵，並且抱怨藥物讓自己的心情無法雀躍、精神難以亢奮。如何解釋這個詞彙、並說服她將來出院後穩定用藥，便成為本人的困難課題。難處有二，一則以專業角度向病人科普醫學概念，自有其門檻；二則，病友可能遺忘、否定、或者正當化、合理化自身在躁期的所作所為，並且將情緒高亢視為於無害甚至有利的現象。

經過多日思量，最終我決定憑藉困擾自己多年的疾病作為說明範例，以稍微迂迴的方式、避免直接將躁期的興奮狀態與「病態」連結，改以著重強調「興奮狀態『之後』可能帶來的負面影響」：一為太過興奮以致高估自己的能耐／體力，輕易承諾超負荷的工作，尤其像蔡大姊自述是習慣扛責任的性格；二則是躁期、鬱期兩階段做為一次週期易產生鐘擺效應，大腦在過度興奮期後為了自我平衡，可能會接續一長段或是強度過大的憂鬱狀態——雖然這僅是個人經驗之談，並沒有醫學實證。

而在躁鬱症用藥方面，**情緒穩定劑** (mood stabilizer) 的功效即是讓鐘擺的擺幅減輕，穩定用藥方能將情緒控制在些微擺盪、大致持平的安定狀態。

當天的會談結果有所收穫，蔡大姊最終答應我會按時求診、服藥，讓自己保持穩定。諷刺地，解釋過程雖順利，這一連串思路卻帶給自己不小的迷惘感。

我的說明否定了躁期作為疾病的一種表現，此論述邏輯某種程度上即意味著躁鬱症不該是種病，而是某種「可能產生負面影響」的人格特質。因為長年的自身觀察，以及在蔡大姊身上發現的相似影子，我在直覺上無法擺脫上述思維；畢竟，在正式發病確診的多年前，我們兩人早已存在明顯的情緒周期起伏。只不過在那段歲月裏，我還能保持健全的社會人際功能，不需要重複經歷精神藥物、門診、病房的循環。與這樣的情緒波峰波谷多年共存，「躁鬱症」對於我們而言，其實更像是既存人格特質較極端的表現形式。

要為這種想法尋求理論詮釋，或許能套用「**神經多樣性**」(Neurodiversity) 學說。我們能將各式分歧的人格特質畫成一條人格光譜帶，在這以外者，則是不被視為正常的「病態」，也就是 **DSM-5**（精神疾病診斷與統計手冊第五版）納入的五花八門精神疾病；「神經多樣性」理論所追求的，即是拉寬人格光譜的範圍，將部分的精神疾病診斷去疾病化、重新歸類入「正常」的行列。相似的概念在性傾向、性別認同戰場從以前到現今都持續激烈交火，也造就同性戀[+]從 DSM 系統除名、不再被醫學定義為一種疾病。遵循同個脈絡，「躁鬱症」該不該被定義為「病」，其實有更大的討論空間。

+ 同性戀 (Homosexuality)：精神疾病診斷與統計手冊 (DSM) 是美國精神醫學會制定出版物，是精神醫學界最重要的診斷標準工具之一。該手冊在第一至三版將同性戀相關的描述列入疾病診斷，直到 1973 年去除。

誠然，做為醫學生，套用該理論絕對伴隨著風險。姑且不論個人多年棄書不讀的腦袋能否處理如此龐雜的議題，實習醫學生身披白袍，作為「半個醫師」、帶著一定的權威性，與病人討論 Anti-Psychiatry（反精神醫學）+ 相關主題，是否可能加劇他／她對醫囑、甚至是整個醫療體系的敏感反彈。

另一個迷惘來自個人狀況。當天的會談之所以能順暢成功，關鍵除了蔡大姊基本上幾近恢復、取回與「正常人」無異的病識感，又剛好適逢我忘記回診、斷藥數日、處於極度興奮狀態、自我控制能力相對低落的時間點；疾病控制「變差」，反而強化了思考反應速度和組織言詞的能力。這份諷刺感，恰好呼應長期以來困擾我的問題：為何自己的狀況如此「功能良好」，能將「躁症」的表現剛好配合社會大眾的期待、而不是被送進急診、住到精神病房？

當年將本人確診的醫師選擇把診斷放在第一型、而非更輕微的**第二型雙相情緒障礙症**（Bipolar II，即俗稱輕躁症），其理由早已無從追溯。DSM 系統在兩種疾病間做了不少區隔，其中一點，躁鬱症 (Bipolar I) 的嚴重程度達到「造成臨床上顯

+ 反精神醫學 (Anti-Psychiatry)：出現在二十世紀中葉的學說，伴隨當時精神醫學發展過程中的問題（如：缺乏客觀診斷標準、危險的治療工具等等）出現的反對運動；這項運動在 1970 後期已慢慢式微，但其意涵被援引到後續許多對精神醫學的反思中。如本文提到的神經多樣性，便是反思現有的診斷系統是否將人格特質過度疾病化、給予不必要的醫療干預。

著苦惱，或於社交、職業或其他領域功能減損」，或許在母親與醫師的觀察之下，高二那年便是如此糟糕吧。

時間再次跳轉到精神專科醫院的最後一天，我繳回病房區門禁卡前，想著要與王姊最後道別一次。兩回踏入雙人間，只見她在床上補眠，藥物的嗜睡效果正穩定運作中。我盯著她的臉，想到上個禮拜與蔡大姊揮手道別，一股寂寞感油然生起。

時間有限，簡短留張字條在床頭櫃，我離開了精神科。只盼這張床不會是她下個十年輾轉流連之所。

迴響

雖然還未到過精神科實習，透過作者文中的描述彷彿親自來到了文中的場景。暖色調的裝潢與燈光努力想營造出家的感覺，但周圍的設備與氣味無一不提醒你置身於醫院之中。這矛盾的情境確實讓人感到不自在，但卻是某些精神病病人長期的「家」。

文中作者提及精神科病人「病識感」時說到，「越能夠承認自己有問題，則病況越樂觀。」從讓病人意識到自己患病這個過程中，需要小心地使用貼切的使用字詞來對病人說明。承認自己患病，從來都不是一件簡單的事情。尤其是目前社會大眾帶有偏見的疾病。但若無法意識到自身的行為是一種疾病，便無法理解為何自己需要住院與被治療，對疾病治療效果有很大的差別。

我認為，臨床經驗的累積能在醫病溝通方面和病情解釋過程中幫上很大的忙，但我不覺得目前以自身的經歷能很好地做到這部分，尤其是在心思敏感細膩的病人身上，不適當的用詞或許會增加對他們的傷害。因此，對比作者在文章中提及的自身經歷，我認為能感同身受這一點對病人來說非常珍貴。就因為相對來說能夠了解病人此刻在經歷的是什麼、了解他的思維與心情，因此更能找到適當的切入點來引導病人。

作者除了是一名實習醫學生，同時還與病人有類似經歷，在兩個身分疊加時，難免會有互相衝突的觀念。作者利用本身的經歷對比了病人的情況，除了想要幫助自身更理解躁鬱症，也想要接近病人並且給予幫助。在幫助病人提升他的病識感的過程中，作者發現了以病人身分和醫學生身分的角度來詮釋疾病的矛盾，而陷入更深的迷惘之中。從身為病人的角度，作者深知病人對「疾病」這一詞有所排斥，因此在解釋病情時避免使用到「疾病」這一詞，而是換了一種方式來讓病人認知到她的「躁」的狀態會導致的負面結果，從而意識到自己為何需要治療；相反的，身為醫學生的角度，作者明白自己披上白袍後言論的重要性，在與病人聊天中的用詞都可能會影響病人對此疾病的認知。我認同作者文中對躁症所做出的解釋，卻無法直截了當的判斷出如此作法是對或錯，至少從文中看來作者對病人的引導效果是好的、有幫助的。如何在這之間找到一個平衡點，才不會違背自己身為醫學生的原則，是我從文章中體會到的議題。

學習本來就是一個不斷的意識到和發掘出問題，再從尋求答案的過程中讓自己成長的過程。往後我們還會遇到許多大大小小的倫理故事和議題，期待未來的臨床經歷能讓我們能有更深一層的思考，並且能成熟地應對。

08 高粱

六樓的病房都是男性病人。玻璃窗圍起的護理站外，不時可見到病人走來走去、聊天，或是站在玻璃窗外，盯著護理站內醫護人員的一舉一動。這裡是精神科的病房，病人被限制自由，進出護理站都要用病房鑰匙。

第一次見到阿賓的時候，他一個人坐在病床上。住院醫師學長向他介紹道：「這是實習醫學生，她這幾天會來問你一些問題、了解一下你的情況，可以嗎？」「哦，好啊！」他回答道。戴著口罩的我禮貌性地對他笑一下打個招呼，阿賓也回了我一個微笑。那時就覺得這個病人感覺滿親切的。

如果不是先翻過病歷，我不會知道眼前這個看起來很親切的男人，在精神科住院近二十次，抽菸、酗酒、有躁鬱症，甚至有家暴歷史。全家人，包括父母妻兒，都有申請保護令。

第一次和阿賓會談時，法院才剛判決他和前妻離婚不久。那時阿賓談起了和前妻離婚的事，他忿忿不平地說：

「她還欠了我很多錢還沒有還。」

「我不曾打她，只是會摔東西。」

「兩個孩子都要跟她，她居然沒跟他們住。」

「她一定是在外面有男人。」

「為什麼明明是她要離婚，訴訟費還要我付？」

「算了，離婚也好，這樣就沒有人會管我、唸我了。」

第一次會談結束了。

那時候我覺得，這真的太荒謬了。

我心想，他怎麼可以這樣？十幾年來，他沒有工作、經常酗酒，還有家暴問題，導致他的家人全部都要申請保護令；現在他太太去訴請離婚，他不但不反省自己的問題，還質疑妻子為何要跟他離婚，甚至懷疑妻子對他不忠？

過了幾天和阿賓會談的時候，他和我分享他以前的故事。

國中畢業後，阿賓隻身前往桃園工作。沒想到在桃園工作不久，就接到了家人在一場車禍中意外過世的消息。當時老闆跟他說：「回去看看吧！你想回來的時候再回來，不回來也沒關係。」阿賓便再也沒有回去了。

回到高雄的阿賓繼續念了高職。畢業後，他打算提前服兵役。沒想到在這段期間遇見了後來結婚的妻子。在認識四個月後，兩人結婚了。因為結婚的緣故，他也暫緩了服兵役的時間。

隔年，他的大女兒出生了。

大女兒出生後，阿賓來到金門服兵役。一年八個月後，他順利退伍了。原本考慮要簽下去當職業軍人，然而因為岳父反對只好作罷。「啊，如果我那時候留下來當職業軍人，或許今天就不會這樣了。」他的語氣流露出一絲懊悔。

服完兵役的阿賓開始做起車床的工作，漸漸地有了一筆小存款。這時的他，會抽菸、會喝一點酒。不久之後，小女兒出生了。

然而，就在阿賓三十歲左右時，他失去了工作。擔心家庭收入變少的妻子想幫忙，卻不小心被詐騙了五十幾萬。就這樣，過去阿賓的辛苦錢全被騙走了。

不知如何是好的阿賓，一時想不開就割腕自殺，所幸後來被救回來了。然而，自此之後他患上了躁鬱症。躁症發作的時候，他會花費大量金錢購買遊戲點數；他變得好動、亂跑，會去管別人的閒事；他變得驕傲自大，若有人不照他的意思，他就摔東西、打人。

因為躁鬱症與重大傷病卡，沒有雇主願意聘雇阿賓，他只能去做一些沒有勞保的零工，但也都做不久。有時他會在父親開的青草茶店幫忙，但大多的時間都沒事要做，於是就到處去找朋友喝酒。

「你都喝什麼酒啊？」

「不一定啊，保力達、啤酒、藥酒、高粱……都喝。」

「高粱？」

「對啊，38 度的高粱，我都冰在冷凍庫。」

「為什麼要冰在冷凍庫裡啊？」

「那個冰冷凍不會結冰啦，但是會變得稠稠的，喝起來不會那麼辣，比較順口。」

每當阿賓喝酒後回家，妻子看到他喝得醉醺醺的，就會忍不住唸他幾句。被唸得不高興，阿賓就開始摔東西、打人。因為躁鬱症及酒癮+，他時常被送來醫院，紙本病歷上也貼著一張「超厚病歷」的註記。

今年除夕夜，在外頭喝了點酒後，阿賓買了點下酒菜準備回家繼續喝。他帶著一身酒氣進了家門，妻子又開始唸他喝酒的事。阿賓聽了之後很不高興，於是拿了離婚協議書摔在妻子的臉上，再把妻子一部分的衣服包起來丟出去……

於是他被送到急診，之後就一直住在精神科病房。而這段期間，家人只來看他幾次。其中，妻子來看過他一次，臨走前還告訴阿賓她已經向法院訴請離婚的消息。過了不久，他就接到了判准離婚的判決書。

+ 酒癮：當一個人對酒精產生依賴性，即可能已染上酒癮。常見症狀如：強烈渴求、迫切的飲酒需求；開始喝酒就無法停止；身體對酒精依賴，停酒後有噁心、冒汗顫抖及焦慮等情況；對酒精產生耐受性，覺得酒量愈來愈好，必須愈喝愈多才會有所感覺。

和第一次會談時提到離婚相比，阿賓顯得平靜許多。前幾天他所說的那些令我覺得荒謬的話，或許只是他無法接受離婚事實而說出來的氣話。

每個人從小生長的環境不同，我逐漸明白並非每個人都能在優渥的環境中長大。有些人因為要工作而被迫中斷學業，可能因為社交或工作需求而飲酒、造成酒癮，因此要和病人討論不靠飲酒來維持社交或工作的方法，才能真正解決病人的問題。

阿賓過去對家人的傷害仍是不爭的事實。但是如果用更開闊心胸聽他的故事，才能貼近他的處境、同理他的感受。

社會對精神病污名化依然存在，許多企業不願雇用有精神病史的人，一般民眾也會對精神病患者投以異樣眼光，因而造成精神病人回歸社會困難。這個社會對精神病人已經不夠友善；身為醫學生，我們更不應以自己的道德標準批判病人，也不可以用 stigma+ 對精神病患者亂貼標籤。

「如果你出院之後，會想和孩子聯絡嗎？」

「自己的孩子還是會想啊，打電話問他們要不要一起吃飯吧！」

+ Stigma：指某一些人由於具有與大多數人不同的特質或狀況，或是多數人對該特質有負面的刻板印象，使社會多數人集體以負面的態度看待他們，造成包含言語霸凌、資源分配不均等情況發生。

我相信阿賓也學到教訓了吧！雖然破碎的婚姻難以挽回，但仍希望在未來，他能改掉過去二十幾年來的壞毛病，重新修補自己和家人的關係。

還記得在第三次會談的尾聲，我問了阿賓：「如果有朋友『揪』你喝酒，你會回他什麼？」

「我都喝掉一個老婆了，別再叫我喝了吧！」

迴響

還記得當初第一次進醫院見習，就是到精神科。那時看到精神科的戒備森嚴、層層門禁，到現在我還是覺得十分震撼，但走過隔著「他們」和「我們」的大門，實際和他們接觸後，卻覺得他們平時也沒有那麼可怕，而且每個人背後都有很多令人同情的遭遇或故事，需要社會大眾更多的關懷。

就像作者在文中提到「如果不是先翻過病歷，我不會知道眼前的這個看起來很親切的男人，在精神科住院近二十次，抽煙、酗酒、有躁鬱症，甚至有家暴歷史。全家人，包括父母妻兒，都有申請保護令。」我當初在精神科遇到的憂鬱症病人表面上也十分正常，甚至也很願意談很多內心的事，接觸起來也都十分順利，但在社會上他們只要被貼上精神疾病的標籤，許多企業都不願雇用他們這樣的人，一般民眾也會對他們投以異樣眼光，造成精神病人難以回歸社會，就又反覆住院，不斷在入院和出院中循環，很難從根本改變疾病的狀況，過上跟正常人一樣的生活。

另外，作者於文中提到的病人背後的故事也讓我很有感觸。記得當初去跟精神科的門診，一開始就只是抱著去觀察醫生看診的想法，但看著、看著，看到許多病人跟醫師講述他們背後的故事，不論是在社會還是家庭中的遭遇，真的讓我有很多感慨，有種看盡人生百態的感覺；也覺得他們和家屬所面對的遭遇實在太不公平，環境給他們的壓力也真的太大。換作是我，在這樣的情況下可能也會情緒崩潰。其中一個讓我印象很深的病人，是一個跟我年紀差不多的**思覺失調症**的病人，在看診的時候，他的媽媽有說到他已經付出很多努力、她也找了很多方法試圖幫助他提升腦部的功能，但孩子的情況卻還是不好。後來，媽媽因為無法接受自己這麼年輕的孩子，卻需要送到精神科日間病房照顧，而且一輩子可能都是這樣，不禁流下眼淚、哭出聲來。這時病人問了一句：「我做錯了什麼？」媽媽哭著回道：「沒有，你做得很好。」一個簡單的問答和情緒的流露，卻深深地觸動了我，從中可以深刻的體會到媽媽面對這樣生病的孩子是多麼的痛心，付出了一切的努力卻還是無法挽回，家庭突然變得不再完整，從此之後也要面對很大的照顧壓力，甚至連病人媽媽也有可能因此得到憂鬱症，就像我接觸到的另一個病人。

如同作者在文中所提到的「社會對精神病污名化依然存在，許多企業不願雇用有精神病史的人，一般民眾也會對精神病人投以異樣眼光，因而造成精神病人回歸社會的困難。」面對精神病人大家就只會連結到情緒很不穩定、會到處攻擊別人，但在我比較深入的接觸之後，我覺得他們在服藥控制之後，其實大多都跟一般人差不多，他們也都想過上一般人的生活，社會跟政府應該給他們多一點保障跟包容，不能因為精神病史的標籤就剝奪他們在社會上的機會。如果大家真的用心去傾聽精神病人背後的故事，設身處地想想他們是面對什麼樣的狀況。難道我們不應該在他們沉重的壓力下給他們拉一把手，而是要因為自己的誤解跟偏見再向他們踹上一腳嗎？

解析2

故事充滿縫隙

唐守志

■ 居善醫院主治醫師、晴天診所兼任醫師

■ 台灣精神醫學會會員、台灣精神分析學會會員 、台灣司法精神醫學會會員

■ 中山大學哲學研究所 碩士、高雄醫學大學醫學系

經驗與故事

> 「故事總是充滿縫隙 (gaps)。要演出故事，人們就必須填補這些縫隙。這些縫隙號召人們的生活經驗與想像力。每一次表現，都改寫了自己的生命。生命的進展和改寫的過程是同血緣的 (akin)，人們在改寫的過程中，進入故事、接手故事，使故事成為屬於自己的故事。」
>
> (White and Epston, 1990)+

敘事醫學不能僅僅看作醫學核心能力中的一種：用「敘事能力」來強化醫學實踐。其實，它試圖告訴我們，生病經驗以及它在臨床上的具體象徵「醫學病例」，只是諸多生活

+ White, M. & Epston, D. (1990). *Narrative Means to Therapeutic Ends.* New York: W. W. Norton & Company, p.13.

經驗底下故事腳本中的一種，我們將它稱之為「疾病腳本」，這也可以說是在醫療中的主線故事。「疾病腳本」在醫學知識與臨床實踐中，象徵醫學是如何理解疾病，它不只是具體的病理呈現，更是如何思考、分類和辨別疾病的過程。於是乎，生病經驗被疾病腳本「翻譯」成具有效性的診斷以及相應的治療，但在這翻譯過程中，也同時進行一種「過濾」，將不符合疾病腳本的種種經驗「排除」出去。隨著時間的流逝，這些被排除的經驗留在原地，沒有形狀、組織和聲音，簡言之，沒有被表達也不成故事，如同縫隙般的存在。

疾病腳本的敘事結構能夠組織和豐富臨床經驗，但是總有一些感受和經驗是疾病腳本永遠涵蓋不了的，這些「縫隙」的存在，是未完成的經驗，等待著故事去完成。可以說，人們是透過故事來理解經驗，故事讓我們從未分化的經驗團塊中得出理解。當我們閱讀倫理故事，會有特殊的共鳴，會有同情共感，不只是因為有類似的經驗，而是這些敘事提供疾病腳本之外，更豐富多元的經驗理解，讓人們能夠填補縫隙，重新去聆聽那些留在原地保持沉默的經驗，並開始以此重新敘事自己的故事。畢竟，生病經驗是遠比醫學的疾病腳本還要豐富。故事的縫隙其實是離開疾病腳本的出口。讓我們暫時卸下冰冷的職業角色，回到生病經驗的共同世界當中，和生了病的受苦之人產生連結，並且也和自己的經驗重新連結。

萬物都有裂縫

那是光照進來的契機

Selected Poems, 1956-1968 (Leonard Cohen, 1969)

精神科的倫理故事

精神科的倫理故事有何特性呢？我想起某位個案的話：「我很羨慕身體生病的人，他們可以『光明正大』、『名正言順』的生病，並且很明確獲得幫助，但是我的病是看不見的，我的痛苦沒辦法被他人理解，甚至我自己也不理解，我也不知道要如何向他們說明，有時他們還懷疑我是不是裝病，是不是我自己不想好。」短短幾句話，道出了精神疾患 (disorder) 與生理疾病 (disease) 的差異。這其實是碰觸到精神病理學的基本問題，也就是說，同樣都是病理學，在生理和心理上是否有所不同呢？

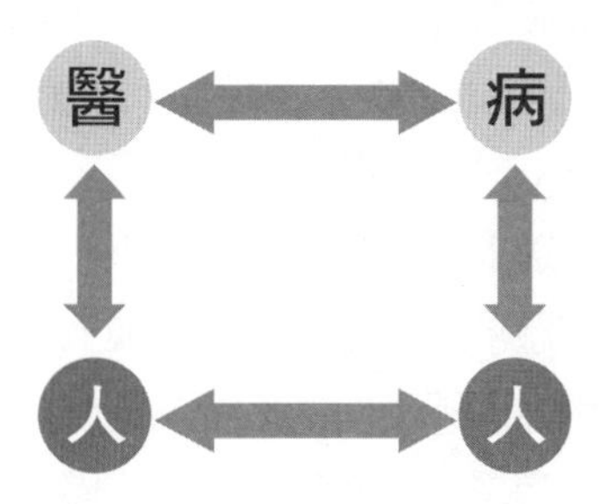

我們可以透過這個圖示來加以說明。「醫⟷病」這個水平軸向，聚焦在醫學專業知識領域。這之間的關連是雙向的，醫學的知識對應著疾病的實體，一方面疾病引起醫學研究，而另一方面醫學研究對疾病的瞭解，而更能在醫病之間建立起臨床醫學。在這裡有所謂的專業倫理，規定行醫的專業原則。這個醫病軸線給出的病情腳本對應著被醫學聚焦的生病經驗。但那些更廣泛且被排除的生病經驗則是需要回到「人←→人」的水平軸向，這是倫理的向度，這是一種「實踐知識」或者是不同於科學知識的「人生智慧」，是探討行為關係以及背後價值與意義的道理，並且希望達到通情達理，以臻良善。這個軸向奠基在生活世界所來的生活經驗。

接著是「醫←→人」垂直向度。醫學人文與倫理教育的目的，就是人成為醫的路上，不完全被專業宰制，保有人的向度。除了專業的知識和技術外，我們需要其他的生活經驗來充實為人的豐厚。另一個「病←→人」垂直向度，同樣的，病不只是一個對象化的實體，而是回到生了病的人，才能夠開展對病與人之間，各種不同的變化與影響，接納理解作為病人的他者，這樣人「選擇與質疑的自由」才能夠被尊重與承接。

在「人成為醫」之間的角色掙扎，最容易在醫師訓練養成階段中觀察，常人以上醫師未滿，這不下不上的尷尬階段，掙扎衝擊更明顯。不過，這也是平衡科學與倫理面向的好時機。如何將科學實際和倫理感受間的衝突，轉化成相輔相成的互為補充，而非只能二者擇一，便是醫師養成階段的重要課題。比起病人來說，醫者更有餘力和優勢可以保持在醫的專業角色，維持專業上的基本要求。因此至於過多的感受或行動，反而可能被認為破壞團體的一致性而面臨壓力。

另一個垂直軸線「病←→人」。人生病是一個主觀不舒服的經驗是 illness，去看病就進入醫學體系，診斷出「我生了什麼病」，每種病有其對應的診斷模式和治療方法。在這過程當中「病」變成是首要的，而不免忽略了人的感受，產生不被重視的感覺。病治的好，也許看病過程的種種不滿也會得到補償:「病好了而我也好了。」病治不好，原本的期待落空，失望和挫折下可能會帶來憤怒和控訴。或者，即使根本已經不會好仍堅持要治療，或者明明病可治但人卻選擇放棄。這些種種不協調也會出現在病與人相互的關係之間。有時候，人對「醫與病」的不信任，也會容易造成遵從度不佳或者尋求其他療法的可能性。

如果我們回到醫學的不同科別，去思考四個軸向之間的比重關係，會是另一個有趣的觀察。對精神科來說，診斷系統的變動性比較高，不是像其他科病因上可以聚焦在單一原因上，因此精神病不是疾病而是疾患，它們多是由主觀症狀 (symptom) 而不是徵候 (sign) 的症候群 (syndrome) 組織起來，因此在進行症候群的分類時容易出現單一症狀出現不同疾患之中，而且不同症候群也可能同時出現，這就是共病的問題。而從治療方面來看，除藥物治療以外，還有心理與社會的治療。這些不明確、不清楚、無法完全界定，給了精神醫學一種相對不夠科學的印象。

但也因此，它的貌似不夠科學，因禍得福的讓精神醫學的疾病架構，除了生理之外，還包含心理和社會面向，並且延伸到文化及靈性層面。精神醫學在醫學範疇內相對年輕，但它卻超出了生物醫學的限制，讓我們得以在精神醫學的「海埔新天地」，填海造陸開墾播種。雖然生物醫學仍有其重要和有力的發展，但是也不會全然取消心理和社會面向的評估和考量。這些差異，會具體而微地出現在臨床上的互動當中，就像上述一開始個案的話，除了這個病之外，我們會去想這是個怎麼的人，他有什麼樣特質，他是如何成長，在家庭和社會環境中面臨怎麼樣的困難和壓力，以此種種，讓他需要為了自己的生病找到「正當」的理由呢，而到底要多正當才是正當呢？在精神醫學的觀點下，不只是病，會更自然的要去關注這是一個生了病的人。如同威廉奧斯勒爵士所言：「好的醫師治療疾病；偉大的醫師治療生病的人。」

因此在精神科臨床上就會出現一種強烈的差異感受，容易造成一種學習的混亂。這主要是會感覺到「病的不清不楚」，病好像是來自於人生的苦厄，而人生又是超乎於疾病的範圍，最常的說法就是：「如果我也遭受了總總打擊，我也會⋯⋯。」但這又忽略，正常的憂鬱反應和病理性憂鬱的不同。病的不清不楚下，也會不曉得要如何去醫。醫生是醫病而不是人，所以往往就會產生很大的無力感或是無法掌握感。再加上實習醫學生的人生經驗還在累積，對於理解他人這件事情就會顯得不容易，如果自己都沒有體驗過被人理解的感受，要怎麼知道什麼才是理解別人呢？

這在臨床上會造成什麼影響呢？精神科醫師的成熟可能會

因為人格特質有快慢差別。醫者本身的主觀價值，更容易投射在臨床上。科學性的不嚴格讓人文倫理保留了空間。但是對於新人來說，對醫病的知識沒辦法光憑診斷條文去掌握，而人生的經驗也會容易受到不同生命情境的衝擊，產生更多的情感反應，有時可能涉入太深，而有時可能產生排斥，更多的時候是感受到深深的無力。垂直軸向醫人關係中，醫的弱化保持了人的直接感受。這個直接感受容易引發自身的經驗，並且造成某種相對不確定性。通過了上述的討論，我們對於精神科倫理故事就會更有想像，更容易感覺到作者的種種反思和感受。

倫理故事評讀

在進入故事的評讀之前，先描述幾點觀察。從編排形式來說，醫學知識變成註記和補充而讓位給故事情節，將醫學知識暫時懸置在故事之外，因此筆者也不用「病人」而是用更中性的「個案」來稱呼。在看這些故事的時候，尤其對敘事主體的「我」與「他」的相對位置特別關注。在這裡就引發了一連串的關於「我」的問題。我看了什麼？我採取了什麼方式去互動？我感受到了什麼？我做了什麼反應？在外在行為與內在心理上如何的去呈現，最後想知道這個故事是否帶了我的各種改變呢？如果從「他」來看，作者用什麼方式去描寫個案，其實也是說明選擇什麼模式和個案互動，關係的遠近，以及所引發的種種感受，還有在這個過程中將會面臨的挑戰和困難。接著我們想要試著深入故事的細節。去進行一種參與式的思考和討論。

〈願望〉

整體來看，這是一個非常細膩的臨床互動描寫，這些在個案和照顧者之間的種種，讓作者能夠和個案建立一定程度的關係，這是用陪伴和參與並且順著個案的感受所構築起來的，沒有過多的目的性和強求，但是卻能在涵容自己的緊張不確定和無力感下，持續地和個案保持互動，重新去認識個案在其核心特質上的不穩定面向。就像個案在最後抗議說，為何要一直問我的隱私，我也需要空間反應。對個案來說，每個直接的問題可能就像是重新撥開一次傷口，或者是反覆透過問題告訴個案「你是有問題的」暗示，因此那種為了獲取資訊單刀直入的問法，反而可能帶來傷害而破壞治療關係。作者示範了另外一種理解個案的方式，透過這些互動，我們怎麼樣開啟對個案的認識，透過文字也呈現出個案的困難以及對未來不確定，以及作者面對這些巨大的困難所感覺到自己的擔心與無力。可以感受到作者有顆溫柔體貼的心。

〈阿月的故事〉

一開始的場景，阿月不管他人、滔滔不絕地講了三十分鐘。但又可以像大媽一樣照顧大家，然而卻得不到自己家人關心，她把自己缺乏的給予別人，其實是作者觀察到的好的特質。小愷的出現帶出了另一段關係，小愷與媽媽之間的關係十分糾葛。看來主治醫師暫時請媽媽離開病房，才可以打破這個困局。作者描述了媽媽照顧上的辛苦與挫折，總是達不到變好的期待。即使生病了五年多，對媽媽來說要去接受病情不穩似乎還有蠻長的路要走。作者對媽媽的同理，帶出了家人或照顧者的另一個面向。這可能需要去談談的，如何去知道媽媽的期待是否已經脫離現實狀況太遠，並且也需要去談談母子之間互動的狀況。我們可以看出來，只要媽媽的關心無微不至，小愷在這裡就沒辦法長大。我們不知道小愷為何不吃藥的原因，也許媽媽能夠讓我們知道這件事情是怎麼發生的。對比小愷媽媽的著急熱切和阿月家人的冷淡疏遠。看得出作者在思考，病人與家人的關係要如何安放。作者位置站得比較遠，是用長鏡頭去描寫臨床情境。

〈無題。精神病房的雜亂想法〉

作者在故事當中揭露自己生病的經驗，這無疑是需要非常有勇氣，也代表作者願意去面對自身的情況，並且以自身的經驗去和有同樣疾患的個案進行對話。我們可以發現，即便是「同病」，在不同的人身上，以及在同一個人的不同的狀態下，都可能有所不同。這無疑是帶領我們去思考，人和病之間的種種呈現樣態，豐富了我們對疾病的可能想像。就像作者自己仍須面對疾病所帶來的種種迷惘和困惑，變成要不斷思索的課題。從行文來看，作者非常善用思辨的方法，去分析和去認識。對於推論的過程也非常謹慎和小心，題目的無題對照的是情感的渦流，這裡面的衝突擺盪，想必也會造成自己不少的拉扯。拉扯與擺盪也容易出現兩極化的看法，是不是生病，要不要服藥，正反精神醫學等。在敘述的過程中，都緊扣著病識感的主題去環繞。將自己的思考和掙扎，真誠地呈現在故事當中。即便是名為無題，但卻令人印象非常深刻。

〈高粱〉

「38 度的高粱要冰起來才變得稠稠的，喝起來不會那麼辣，比較順口。」筆者非常喜歡這個高粱的題目。一方面高粱象徵喝酒所帶來種種人生的急轉直下，生病、家暴、離婚，乃至一事無成與住院。另一方面，作者在故事當中似乎也把這個令他震驚而荒謬的個案，就當作是一杯嗆辣的高粱，用文字和反思的冰鎮效果，順口而飲。作者帶著我們從荒謬到理解。這是一個主體「我」的改變歷程，即便是小小的一步，也寫出了這個轉化。在臨床上，我們也會遇到跟我們價值觀相悖，甚至不知反省，只會怪罪別人的個案，如果我們在一接觸就排斥了他們，就在心底否定他們，讓我們也不容易找到連接的點。並且很容易理所當然地認為「他」就是因為如此才會不好，或是就直接判定個案沒救了。這種從個案引發而來的感受，我們稱之為「反移情」。作者去思考，也許那些荒謬的話是氣話，也許喝酒有其維持工作和社交的原因，是重新去處置我們自己的反移情感受而試圖去多理解個案背後的苦衷難處。作者能在故事當中有這樣的體會是非常可貴的：「個案對家人的傷害是不爭的事實，但是如果用更開闊的心胸聽他的故事，才能貼近他的處境，同理他的感受。」

故事的共同意象：監禁

監禁作為象徵意象，反覆的出現在諸多精神科倫理故事之中。監禁，可能是身體行動的不自由，或心理或人生受到疾病影響的不自由。監禁空間區分出內與外、冷與熱、味道的有與無、好與壞、正常與病理，這強烈的對比感也反映出，我們仍受病人的人之境況所影響，而受到感受上的衝擊，因而設身同情。能對苦難有不忍人之心是好的，但也需要去注意這個監禁意象帶來陷阱。首先，病人的危險性概念的淡化。傳染病的危險性需要在隔離病房中，失去自由理所當然的是為了保護其他人，但是精神科住院病人的危險性何在呢？對於自身和他人或社會所帶來的危險要怎麼跟人的自由去衡量呢？另外，就像人身體生病需要休養，精神生病也需要空間復原，難道精神生病不值得他人協助而要靠自己好嗎？監禁意象的陷阱在於，忽視了上述關於危險與復原的思考，人從外到內（住院）的原因不被重視。再者，監禁意象還有隱含著「罪」的象徵。這其實是潛伏在同情背後伺機而動，被監禁者的罪，不論受到的是正當審判或冤獄，可能都落入罪的道德空間：你犯了錯，必須付出代價，而不是你生了病，需要接受治療。

如此，我們才知道要保持醫病軸向與人人軸向的平衡並非易事。當我們尚未訓練完成時，更容易帶著素樸凝視苦厄，但是當我們進了醫病之中卻可能保持客觀專業而排除漠視主觀感受，而進入防禦醫療之中。一個有趣的翻轉是到底是誰被關呢？也許所謂的正常人，可能被關在更無形更不可見的社會牢籠，而唯有能夠離開社會的人，才擁有真正的自由也說不定。

填補故事縫隙

倫理故事有兩個目的，一是對過去經驗的理解整理，二是對未來行動的參與承擔。在這些故事裡面我們發現了「他者」也發現了「自己」，以及我們在行醫過程中需要持續面對和思索的臨床「問題」。指導幫助我們尋求解答，而真正的問題需要不斷回答。倫理故事並不是要「指導」我們解決問題，指導在醫學教育中並不缺乏。但同樣地，我們也需要另外的東西(something else)，這個另外的東西非常難被指導，尤其是對長期接受指導的人來說。這另外的東西超越知識和事實之外，它是不可被教的，只能被發現 (discovered)。發現是透過關心發動的，讓我們去發現故事的縫隙，去進一步思考行動的可能。如果從文本來說，這些縫隙其實是代表文本中的相對不確定性。就是因為這種「文本的相對不確定性」，才會有各種不同的「實踐光譜」。因此是「文學文本啟動意義的『實行』，而非文本身形成意義」。希望透過從〈願望〉這篇故事的縫隙來示範思考和行動的可能性。

「我教練看到我現在這樣一定會罵我！」

這句話的意思是說，我現在表現地很不好，有愧於教練的教導，所以才和你沒有經過訓練的人，打得平分秋色。甚至也可以說，我現在住在醫院當中，根本沒有辦法有正常的生活，我的教練看到我一定會很失望。這可能也反映出種種的人生挫折感受或是對自己的不滿，然而有不滿也正反映了有所期待，這裡可能是去了解個案期待的一個出口。

「換藥沒用，心情起伏。」

作者選擇了說明藥物需要時間發揮作用，但是沒有記錄到心情起伏的內容，那些糾纏的煩惱是什麼呢？說明藥物需要時間會不會正好和前面的換藥沒有用這件事情發生衝突呢？也就是說這是一種提出不同意見的面質，可能會讓個案有不被接受之感。可以試著去談論換藥沒用的經驗是如何產生的。之前也許沒等到藥物足夠時間就被換藥了也說不定。換藥是不是都有什麼模式存在呢？甚至，怎麼去說明藥物的效果呢？藥物有效然後心情就不會起伏了嗎？

「為了掩飾藥物幫不上忙的心虛而找出話題聊。」

可能在醫學生的階段藥物要怎麼去使用，要怎麼去決定不容易掌握，甚至知識和經驗也是有限的。心虛可能是對應著目前能力的缺乏。然而也許我們可以大方地承認我們的心虛，而從主治醫師處借來信任，例如說「目前這個階段我對藥物掌握不多，但是相信主治醫師會根據他的經驗給你好的處方」，或者進一步問，要不要說一說自己吃藥的經驗呢？對藥物的感覺如何，有幫助到你的地方嗎？會不會有不想吃的時候。如果在這個時候，我們轉換成肯定「人在自身經驗上是自己的專家」這種態度，我們就可以採取認識的方式去個案對藥物的經驗。

「在比誰的 control 和 flow 比較好；學過多種樂器」

control 這個詞第二次出現了，會被作者注意到，我想正反映病人對於 control 的渴望，要把自己 control 好。音樂的 flow 包含很多環節，有聲音有情感有節奏有表達的風格等等，就像是人的狀態好像有許多環節都需要去 control 一般。學過多種樂器，呼應著前面運動也是有教練教。這種有人教的經驗是怎麼發生的呢？是怎麼遇到這些老師教練的？這裡都帶出個案有成就的感覺，這是有實際的經驗去支撐的，還是這只是一種自我陶醉式的膨脹呢？換了好多種樂器，是不是跟換了好多種藥物一樣，都找不到適合自己的呢？

「你手臂上這隻……魚，是不是有什麼意義啊？」

需要願意去多認識，我們才不會只是把身上刺青連結到這是一種「不乾淨」(unkempt) 的表現。即使在十七歲的年紀就有刺青，在某種程度上也不是容易做到的事情，包括她是怎麼受刺青文化所影響，是否有足夠金錢去支持這樣的行為，還有當它被展露出來時，是否有得到預期的或者是不預期的對待呢？在這些考慮之前，作者更是單純去理解刺青之於個案的意義。她會做這件事情一定是有什麼重要的地方。之後才帶出和爸爸之間的關聯，釣魚是小時候和爸爸的活動，而爸爸已經過世了。雖然在行文時切換到病歷上的記載，爸爸在五年級時自殺了。但還是會想要聽聽個案是如何表達爸爸過世這件事情，魚是替代爸爸陪著自己嗎？不倒翁代表的願望，為何不倒翁跟願望有關係呢？

「那麼，你的願望是什麼？」

在愉快的氛圍中，沒有辦法去問。因為願望是和爸爸的魚連在一起的嗎？這樣的連結是代表願望的不可能嗎？作者在這裡有對個案可能受到傷害的敏感度，所以不願意破壞氣氛，但是另一個方面是，作者只能和個案進行愉快的連結而沒有準備好一起去承接痛苦。愉快的經驗是帶來一種安慰，能夠一起去面對痛苦也能夠帶來一種支持。

「她其實是有一大篇冗長病史的女孩」

要把冗長的病史使用兩個段落去描述著實不容易。而這是個案從小到大受到失落和創傷的歷史。好多關係的斷裂，相繼離開母親、離開父親、離開原生家庭、離開寄養家庭、離開學校、離開工作，甚至要離開生命。這些經驗對照之前教練教得來看，則是全然的對立。顯然，一個人遭受了這麼多是要如何好起來呢？如果完全承接了這個想法，我們也會因此而被癱瘓了。個案出現在我們的面前，她沒有在過去種種的打擊就消失，即便她滿是傷痕，我們也不可以忽視她活下的生命力。只是她的不穩定狀態仍需要許多的處理。如果時間有限且治療關係短暫，我會建議從這次住院的過程來談。我很好奇和前女友的一起共赴黃泉是怎麼回事？

「我就是討厭他們那種態度！」

討厭的對象從醫師、鄰居、寄養家庭、老師和同學，甚至到最後提到自己的父母生病的事情，然後到自己。敘事當中有個轉折，從獲得擁抱到你是好的，這其實是一種在情感上好壞分明的分裂狀態。討厭的情緒很強但是收起來也很輕，是否除了討厭的情緒外仍有其他的意圖，例如需要獲得作者的關心呢？對於在當下給出擁抱，是一種非常親近的動作，需要提醒因為個案是喜歡女性，過於親近的動作有可能會引發不同的感覺。

還有，雖然說作者是好的，但是卻不能否認之後也會離開的事情，過於的好也隨之面臨之後的失去。

「你的手怎麼了？」

在臨床上對自傷的處理是很不容易，即便是精神科醫師，也需要繃緊神經去處理。如果能在會談前發現告知主治醫師，也許可以在會談達成調整藥物之後再出來好好談談。自傷在這裡是一種表達痛苦的方式，但是有沒有其他的替代方法呢？這是可以嘗試去討論的。這一段可以看出來，對於醫師和社工的不滿，反映出個案不穩定的狀態，她又需要關心但是又排斥，因為這些可能也是一種壓力來源，確實在現階段建立一個比較中性的關係可能比較有助於治療的開展。某種程度上，當我們開始會不敢說或者被引起一定要說時，個案對我們的影響就發生了，需要在互動當中去辨識和去思考它們。

「她又恢復成那個……」

在精神醫學診斷，雙相情緒障礙症和邊緣型人格障礙症，就是一個不容易區分的狀況，更何況兩個診斷都有的話，這需要回到過去的病史上去收集更多的資料。透過這幾段對個案描寫的情緒起起伏伏，就好像讓我們體驗的人格組成的不穩定。在未來的人生，如何整合這麼多不同的好壞情緒，將會是治療的目標之一。確實如同主治醫師所說，這是一個很不容易的個案，這種困難的感覺，將會引起我們的無力感。不過，這也正是目前個案內心真正的感受，對於她的未來她要何去何從，不知所措。

以上對這些片段的思考，其實都是希望帶來更多的故事參與。每個片段都是一個縫隙，當我們能夠有辨識出它們的存在，我們就能夠打開一個空間，而增加對個案的理解。

在閱讀過慧如和心運老師的文章時，常常會在最後段落看到一句話以「自己當然不能感謝自已」作為開頭，這種十分謙卑的表達。就像這十多年來默默耕耘這些由故事灌溉滋養的倫理土壤，這些倫理故事就像是一顆顆種子期待發芽成長。誠如蔡錚雲教授所言，「科學理性要求清晰，而倫理感性召喚感動。」用倫理故事來對照醫療病例，是理性和感性的平衡，進而回復醫者對人與疾病的照顧：「偶而治癒；常解苦痛；永賜安慰。」我想要好好的謝謝慧如和心運老師，謝謝你們讓大家得以感動。

答應替倫理故事寫些導讀後，我們幾個（另外兩位精神科醫師，也是一起到哲學所念書的同伴）和慧如、心運老師開了一場線上討論會。討論的氛圍，讓我想起 15 年前一起參與情境倫理計畫時的情景，點點滴滴。驀然回首，不知道自己在臨床工作上能不能做到庶幾無愧呢？參與成員分佈國內外與北高兩地，時空的距離絲毫沒有阻礙再聚首的感動。線上聚會一開始，我們彼此花了點時間相視而笑，感覺這些年來彼此的「同與異」。當我們進一步去討論這些故事和想法時，那感覺就像是回到當初的討論氛圍中，如此的熟悉與懷念。然而驚奇的是我們也都經歷成長，就像分散在各地的家人們一起回到精神的家園裡來，欲罷不能地聊著自己的故事。

3

敘事待發的聆聽空間

09 吵鬧的混亂世界

10 求救訊號

11 凱旋門後

解析3 敘事待發的聆聽空間

09 吵鬧的混亂世界

「這兩位就是我跟你說過要來跟你聊聊的學生，因為你表現得很優秀。」

「喔！不要這麼說嘛，我沒有很優秀啦！這樣我很不好意思！」初次見到病人，一切對話都很平常，他笑起來也挺和藹可親的。

和老師查完房，職能治療師正在讓病人們寫書法，於是我們決定等他們活動結束再來和病人好好聊聊，這是來到精神科的第三天。

下午四點半，帶著期待又緊張的心情，再次來到病房，護理師帶著我們進去向他詢問：「她們要找你問問題，可以嗎？」

「喔好啊，沒問題！」他再次給了我信心，現在看起來情緒平穩，老師也說過會找最安全的病人給我們。

「你們是學生齁？大幾？你們到時候還會考試欸！」一到

小房間坐定，病人開口的第一句話竟然是告訴我們到時候會有考試，顯然十分了解我們要做些什麼，原來之前的學生也有以他為 **primary care** 的，我想他可以當標準病人了。

「唉呦，直接進入正題吧！」小聊了一下在這裡的作息後，他自己主動推我們進入主題。

「您這次是為什麼住院呢？」我們問。

「主要就兩個啊，第一個就是我的憂鬱症嘛……第二就是我們附近廟在辦活動，我坐在路邊，有人從轎裡出來就對我吐痰……然後我很受不了路上汽車喇叭聲，就很吵啊！一直吵……還有我走在路上，就有小朋友說我是瘋子，他大概才三歲吧，我覺得一定是他媽媽教他的。」聽到這番話，第一次接觸精神科病人的我不太知道該如何接話。他信誓旦旦認為有人對他吐痰、說他是瘋子，我還能問什麼才能確定這些是由**幻聽**及**妄想**所編織的假象還是已發生的事實呢？不過既然彼此還有點陌生，就繼續聽他說下去好了。

於是我說道：「那麼我想聽聽你小時候，就是從你國小到生病前的故事。」

他開始認真講起小時候：「國小啊……小一那時候，老師都會表揚考的好的人啊！台下就剩四個負責鼓掌的人，我就是其中一個。後來小二時姑姑就帶我去補習，我就考得不錯。那個時候也沒在讀書啦，放學就寫功課，然後一直看電視。高中大概一百名吧，全校有九百多個人，我們那個年代大概前兩百名才可以上大學。後來就考上大學，大學都在打電動，也有玩社團。直到我大三才開始修主科，那時常常在熬夜，只有星期五晚上能睡十一到十三小時，不然平常都只睡四、五個小時。」他的往事就如同社會上許多人一般，有快樂的童年也有讀書升學的壓力。我心裡思索著，聽起來一切正常的小時候，是什麼原因造成後來精神疾病發作呢？

我接著問：「那我們可以聊聊你發病前後的事情嗎？」從病歷上我已得知，他有讀到博士班，之後卻因為發病，沒成功畢業也沒工作過。此時，我迫不及待想知道他是怎麼出現在醫院的，然而他卻說：「我們明天再聊吧，要吃飯了。」

於是我們結束了第一次約二十分鐘的會談，後來夥伴告訴我：「我覺得你不該用『發病』這兩個字。」也許是這兩個字太刺耳，他不想繼續談下去吧？我開始擔心自己得罪了病人，第一天就破壞醫病關係，但也可能只是他真的餓了。

隔天，跟隨主治醫師查房，他告訴主治自己晚上睡覺還是很多夢，主治說：「沒關係，我們有兩位解夢大師，你可以跟她們說自己夢到了什麼。」說著轉頭看看我們，而他只是靦腆地對我們點了頭、笑了笑。

下午，帶著戰戰兢兢、謹言慎行的態度上樓來到病房找他會談，還沒開始詢問，他就先開口了：「先跟你們說喔，上一次那個學生考試的時候，就一直問老師說：『可以結束了嗎？』醫師就跟他說：『你在考試，怎麼會問我咧？』所以，你們要小心到時候不要問老師可不可以結束喔！」想不到他會提醒我們考試注意事項，他對於我們要做什麼，真的比我還要熟悉啊！而這番開頭，也讓我稍稍放心，他還願意主動講話，應該是我昨天的話沒得罪他太深。

「我昨天晚上想了很久要跟你們說什麼欸，你們要聽細的嗎？有些東西我也不知道該不該講。」

「可以講細的啊，你想說什麼就說，不想講的也不用勉強。」我們試圖鼓勵他。

他說道：「細的喔？好！故事要從我打籃球說起，大四下的時候，就常常去打籃球。有一次，也不知道為什麼，我就一打三……他們在那邊球傳來傳去，我都守不到，我就犯規啊什麼的……到最後我還是贏了。後來下一次打球，我就跟我的隊友說自己很強，怎麼可能輸。後來我就聽到別隊的人一直說：『他說自己很強』，不過我也沒理他。後來又有一場比賽，學弟就鄙視我，說我怎麼可能很強，我就大爆發、狂得分，一戰成名，然後就很紅，網路上大家都在討論我……」

「後來我在博士班有個同學啊，他之前都會幫我做實驗，什麼器材他都會處理好，但是他看到我成名後就眼紅啊，有點瞧不起我……我就跟碩士班的同學講他的壞話，但後來不知道為什麼，他好像就知道我講他，全世界好像都知道我講了他的事，我就壓力很大啊！那個時候真的壓力很大，都躲起來睡在舊實驗室，洗澡都會掉幾百根頭髮呢！」

「後來我上網交女朋友，在首頁看到有一個女生文章寫很好，我就想留言，誤傳了三個字母，不過那個女生有回我，我們就聊得很開心。有一次，我跟她約五天後上線，但她三天後就跟別的男生上線了。那男的就設計陷害我啊……跟那個女的說一些情話，下面還傳他跟她一起在哪裡的假地址。我只查了好像經度、緯度其中一個，原本想說這是別人的事就不查了，但後來又覺得他在設計陷害我，我就又去查，發現那個地址是在外海啊！所以他在騙我嘛！而且我覺得好像全世界都知道我的事，我有天出門就聽到有個五、六十歲的的人在罵我，我同學也跟他女友說想不到我是這種人。」

他娓娓道來那時的故事，表達描述能力就像一般人在講故事，有高低起伏，臉部表情也符合所描述的情境。雖然無從考證內容的真偽，但從內容可以猜測這時應該就有「妄想」的狀況，會覺得自己很紅、全世界報章都在談論他，便是典型的「**關係妄想**」。而覺得別人在設計並陷害自己，或許也是他的「**被害妄想**」吧。

他繼續說道：「在我出事的前三天，我一直覺得有人在監視我，就連洗澡都有人在看，於是我就去買刀防身，我那時去唱卡拉 OK，還聽到我媽媽的聲音，那就是幻聽啦！後來我就殺人啦！因為感覺一直有人在監視我，我就在那個人身上砍了五刀，不過他沒死啦，隔天就出院了。我就被抓去牢籠啊，後來被送去醫院，就被診斷有精神病了。」

「我在醫院一定被動了什麼手腳，他們在我腦袋裡放了什麼東西，所以我的事情才會別人都知道。我那時昏迷了一天一夜，醒來還發現桌上有兩個便當，我當時覺得再睡下去我會死掉啊！」他認為自己的想法會讓大家都知道，蠻符合所謂「**思考廣播**」(thought broadcasting) 的。

這天他說了很多，我們整整聊了一個小時。他說曾覺得會被聲音控制，吃藥後才改善，但還是聽得到聲音。在他的世界裡，鞭炮聲、喇叭聲很吵，半夜也有車子不停按喇叭，甚至有不同型式的喇叭聲。不時還會有人一直對他吐口水，邊吃飯邊吐口水，讓他覺得很噁心。他很紅，一直紅到現在，大家都知道他的事……

他的世界很熱鬧、精彩，和一般人的完全不同，我們能做的只有下「**思覺失調症**」的診斷及開藥，但對於到底這些症狀包括幻聽、妄想為何會發生，醫學上所知仍有限，大概仍是以腦中**多巴胺**分泌失調來解釋。我們的世界有工作有課業，有各種好玩的新鮮事，但在他們的世界，要戰勝那些思想與噪音，或與它們和平共存，就是很大的挑戰了吧！倘若他沒生病，也許現在會是個大教授也說不定。

這個社會對於精神疾病仍存在太多汙名化，或是將其發病原因解釋為抗壓性不足等，來了一輪精神科，才明白其實他們只是腦生病了，有些**神經傳遞物質**太多或太少，就如同我們身體的其他部位也可能生病，因此需要治療。這個社會應該要給予精神疾病患者更多的同理而不是汙名化。一旦罹患思覺失調症，也許就是一輩子，像他從發病到現在反覆住院了許多次，狀況起起伏伏，而人生也就隨疾病載浮載沉……精神科的疾病，就是如此無解啊！

迴響

這篇文章用平實的對話貫穿全文，詳細敘述了作者與思覺失調症患者互動後的所思所感，語句直白、不假修飾。作者成為最真實的說書人，帶領讀者了解精神疾病病人的內心世界，反覆細讀，令人獲益良多。

作者開頭敘述了剛進入精神科的緊張心情，與病人輕鬆自在的態度形成強烈對比，接著便以對話帶入。透過作者的紀錄我們彷彿站在病房裡看著病人口述著這一切：有人從轎裡出來對他吐痰；路上震耳欲聾的汽車喇叭聲；走在路上，被小朋友說他是瘋子……種種荒誕的言論，聽起來卻又無比真實，配合病人激動的肢體動作，讓作者分不清楚他說的到底是事實還是單純的幻覺，故只能繼續聽下去，以得到更多資訊。接著病人開始說起了他小時候發生的種種，包括國小的校園生活、豐富且多彩的大學人生。乍聽之下他的過往故事就像社會上許多人一樣，有快樂的童年也有讀書升學的壓力。聽到這裡，作者心中萌生了疑問：「聽起來一切正常的小時候，是什麼原因造成後來精神疾病發作呢？」就如同我們大多數人會好奇精神疾病的成因，作者本身也不例外，病人的人生經歷就如同一般人，有正常的童年與瘋狂的大學，後來卻得了思覺失調症並飽受折磨，究竟是怎樣的原因導致他罹患此病，成了作者心頭最大的謎題。

在後續的醫病對談中，作者漸漸發現病人言詞中的不合理之處，並用學術上的專有名詞去確認自己的猜想，包括：覺得自己很紅、全世界報章都在談論他，為典型的「關係妄想」；覺得對方在設計陷害自己則是「被害妄想」；病人認為自己的想法會像被廣播出去般被大家知道，則符合「思考廣播」的定義。從這裡可以看見，作者一直都非常細心且耐心去聆聽病人說的每件事，並藉由自己的專業知識去對病人進行評估，進而確認病人確實患有思覺失調症且出現幻聽、幻想等典型症狀。作者有能力去歸納聽到的資訊，並在言談中敏銳的感覺到異樣實屬可貴。

最後作者也感嘆世界對於精神病有太多的污名化，社會上的大多數也常用有色的眼光去看待這群人，如同《小丑》這部電影片中的台詞「罹患精神病最糟的是，大家都希望你沒病」，我們對於未知的事總帶著一份不安，而精神疾病由於它的複雜性與長期的誤解，導致社會對待這群病人極度的不友善，這樣的冷漠與排擠不僅無法解決問題，反而加重了不同族群間的歧見。前些時間剛拿下金鐘大獎的台劇《我們與惡的距離》便是在探討這樣的議題，對待這樣子的病人，漠不關心與厭惡絕對不是個好選項，他們其實就只是大腦生病了，只是神經傳遞物質變多了或變少了。就如同作者在最後一段所言：「這個社會應該要給予精神疾病患者更多的同理而不是汙名化。」希望大眾能用開放的心去包容他們。

10 求救訊號

那天早上跟其他日子並沒什麼不同，忙碌的醫院生活照常在鍵盤的敲擊聲下展開，選擇醫師、搜索、送出。「今天有新病人耶。」我一邊喝著冰塊還未溶完的咖啡，一邊瀏覽新病人的資訊。

「十七歲，女性，具**自殺企圖**。」短短十個字，描述了一個女孩幾日來的不平靜，也在我腦中潦草的畫成一個想像。入院病摘總是那麼中立，和緩的敘說了她的故事，於是我在手中的病人清單、女孩的床號下寫上：「因為玩手機跟媽媽吵架，喝消毒水（不多，大概 5ml）。憂鬱？照會精神科。」稍微建構了女孩的畫像。

沒有想過會在小兒科遇到意圖自殺的病人，使我對她有無盡的猜測。她會悲傷，還是會憤怒；會哭嗎？還是已經放棄哭泣；接下來的查房會是爆炸性的情感拉扯，抑或是沉重到能溺死大象的稠密低氣壓。我任思緒無邊界飄蕩，卻始終沒有自己過去看看她的想法產生。

主治醫師快速地走進護理站，我們圍繞在她身後，準備開始今天的查房。我注意到她把女孩的順序擺到最後，「這個可能需要跟家長還有孩子都聊一下，等等找個安靜的空間吧。」她輕輕唸出女孩的名字，快速地對護理師交代。走到了病房的最末端，我們見到了女孩和媽媽，想像中充滿張力的場景並沒有發生，主治醫師輕聲叫醒了熟睡的兩人，向她們解釋病情，並表示希望可以進行單獨的談話。

「我真的沒有想到她會做傻事。」女孩的媽媽把眼神藏到雙手後方，她的疲倦與不安一湧而上，隨著嘆息飄散在教室裡。

「她就一直玩手機啊，玩到成績都不好，也不幫我做家事。」她敘述著母女一直以來的衝突，「昨天我太生氣了，就罵她。後來她躲到房間裡，我就過去拿棍子打她。」

主治醫師問道：「你打了哪裡？」

「只有打腳，這是她長大以後我第一次打她，平常不會。」她像是要說服自己般一再重複：「她一直一直玩手機。」好像說得越多次就越能減輕她的難受。

她的言詞中透露著罪惡感、愧疚難安，女兒自殺的舉動造成她非常大的打擊與心理負擔。她是關心她的，但找不到適切的方法，甚至造成反效果。說到這裡，她眼眶微紅，家中的情況對她而言確實是很大的難題：外籍配偶的身分、家庭經濟狀況不佳、父親跟孩子的感情疏離、女兒手機成癮+、兒子**過動症**與**自閉症**等，她講著自己的難處，壓力沉重的彎曲了她的背脊，在接連輕嘆與老師輕聲的建議中結束第一場對話。

回到病房，剛好女孩的老師打電話來關心，女孩握著手機顫抖著說話，聲音微弱、字詞破碎，媽媽一把搶過電話，沒好氣的說：「她要去死了啦，不想活了。」病房內氣氛瞬間變得緊繃，主治醫師趕緊阻止媽媽，並讓我們先把女孩帶離病房，由自己跟家長和電話那端的老師溝通。

前往小房間的路上，我搭著女孩的肩膀，希望能稍微給她一點支撐。幾人無言地對坐，我不知道需不需要打破沉默，成串的眼淚暈開衛生紙，我的心情就像她無心打理的頭髮一樣，雜亂而尷尬。

「你還好嗎？」我出聲，希望結冰的場面可以稍微溶化，但我知道這不是恰當的問句，我理論上是得不到回覆的。她搖搖頭，空間又回歸凝結。同學開始默契的轉移話題，跟我討論小教室的佈置，試圖製造一點活著的感覺，同時心中都在祈禱主治醫師趕快進來解救快被烏雲溺斃的我們。

+ 手機成癮：廣泛的名稱為「網路成癮症」，指個體過度使用網路，進而影響日常生活，目前尚未被列入精神疾病診斷，仍需要進行研究。

終於，主治醫師進來了，女孩的生命故事也開始一幀幀的展露在我們眼前。從小被霸凌，想尋求幫助卻被漠視；沒什麼朋友，煩惱與苦痛無處訴說；成績不好，控制不住的手機成癮，讓家裡的人失望；找不到生命的方向，好像沒人在意她的茫然無助。這些過往與現今，透過她手腕的無數刀痕，拼湊出多少求助無門的夜晚，有多少次她就這樣想著：「要是能結束一切該有多好。」

「你沒有信任的大人可以求助嗎？老師或親戚都沒辦法讓你信任，對嗎？」主治醫師這樣子問著，女孩回答說自己只能告訴朋友，但都幫不上什麼忙。

對話結束在憂鬱症量表上刺眼的高分。主治醫師把她送回病房，請住院醫師照會精神科，然後稍微跟我們分析一番。

「她其實是在求救，」主治醫師快速的走到兒科病房的玻璃門，按下門的開關，她轉頭說：「這是她對家長、對無力拯救的現況發出的最沉重的呼救。幸好我們都還來得及。」

她轉身離開，今天的查房也告一段落，留下我對女孩與生命的無盡感觸。

曾經，我也遇過求救訊號，在一個深夜接到來自多年好友的電話。

「我剛剛差點死掉耶。」她笑得過度開心，而我則是反覆確認她說了什麼，「幸好刀子很髒，我覺得會**破傷風**就沒有割下去了。」我還半開玩笑的衛教她：「就算刀子是乾淨的，割腕也沒有那麼容易死掉啦。」

接著我們聊了一整夜，我慢慢地踏進了以她名字命名的那片海洋，見到了沉在海底的她。我們都說不上來她為什麼會憂鬱，她聰明漂亮、高學歷、家世背景好、家庭也美滿和樂，但她卻是無時無刻都在掙扎，每次出現在眾人面前都是一次努力浮出水面的呼吸。

「所以你呼吸不會比較舒服？」我問道。

「每次呼吸都在痛，」她的聲音透過電話變得虛無，「但我知道你們都希望我呼吸。」

可能是沉重到有點不像現實吧，我們的談話抽象而模糊。「我好像被困在泥濘裡，我不想呼救，但卻又忍不住把我的困境告訴了你。」她有點困惑，「但我也不知道為什麼是你，可能是你也在這裡吧。」

我笑了笑，人類總是對自己的同類特別敏銳。

但我還是想知道她為什麼痛苦。「我有時候會覺得，我是在演戲，演個好女兒、好學生，演得太好了，我開始覺得自己永遠都只能那麼好。」她說自己很虛假，甚至覺得自己就是一個包裝精美的空殼，靈魂早已溢散在一次次的登台演出中。

我們漫無目的的談著，直到天色微光，我打了個哈欠問她：「所以你希望我幫你嗎？」

「你會怎麼救我？」

「逼你去看精神科啊，然後應該會阻止你自殺吧。」我又打了個哈欠。

「你覺得自殺是錯的嗎？」

不，我永遠不會那麼覺得。常常聽到別人對悲傷的人鼓勵，希望他們振作起來，開心一點。但我認為每個人都有權利悲傷，也應該學著怎麼去接納難過、失望、自卑、害怕等這些在以往教育或現實社會被打壓的情緒，學著與負面情緒共處，才有機會能夠處理和解決。

而自殺真的那麼不可饒恕？我想，這個問題可能永遠無法得到完全肯定或否定的答案，因為自殺是一種選擇，當認為活著比死亡還令人恐懼時，做出這個選擇是無可厚非的。但這是一個不可逆的選擇，你無法後悔，也無法承擔選擇帶來的後續痛苦，那些悔恨與苦痛，將會轉嫁到最親密的人身上。

「就算你最後選擇自殺我也可以理解，但我可以想像身為自殺者遺族的我，需要承擔多少的痛苦與懊悔。我明明可以阻止，明明就有機會接住你的，不是嗎？」我略嫌理智的分析，告訴她自私的我不想要為了她悲傷，請她繼續活著，每年都要記得送我生日禮物。

後來我的好友還是去了精神科開始接受治療，她常常笑說自己如果當天晚上沒有打給我，沒有試著求助的話，是不是永遠不會有人發現她的狀況。

我想，溫柔地面對死亡真的不是一件太容易的事。但人們的確是有選擇死亡的權利，只是在傳統倫理道德上並不能輕易被接受。慶幸的是，現在的我們面對死亡議題不再是那麼的避諱，預立醫療決策讓我們開始面對走向死亡的這段路；大多數人支持的安樂死，則正視了末期病人選擇舒服的死亡的權利。

那自殺呢？那些心靈走到末期的人是可以選擇結束生命的嗎？大部分人站在醫護人員的角度，大概是不鼓勵的吧？即使我知道他們會持續的痛苦，他們的痛苦甚至可能只能靠藥物緩解、難以根治。因為負面情緒太難被量化，我們很難知道對他來說活著到底有多困難，也無法去責備選擇自殺來解決苦難的人。沒有親身體驗過相同程度的負面情緒，說得再怎麼感同身受，也永遠是隔著一道牆，旁觀的人只能模糊地想像。

我還沒去過精神科，我見過的自殺者樣本數也只有寥寥數人，不是非常清楚醫界主流是怎麼面對自殺者的。據好友的說法，就是會被通報為自殺企圖者，偶爾接到一通電話，便是問她最近過得怎麼樣，是非常制式化且讓她感受非常糟糕的體驗。

如果以後遇到有自殺意圖的病人時，我該怎麼處理呢？我想，當然是不會鼓勵他去執行的，但也不會強硬的強迫他要堅強的活著，而是希望能陪伴他面對負面情緒，想辦法接納與共存。

希望不要有人去責怪自殺意圖的人，這可能是一聲對世界沉重的控訴，或者是一個拚盡全力的呼救。如果願意花時間發現並了解的話，說不定就可以接住一條傷痕累累的靈魂，而不是事不關己、隔岸觀火的指責他們不愛惜自己的生命。我想，這是我目前該好好注意的課題：永遠不要去評論他人的悲傷與痛苦，取而代之的是，該理解他們真實的感受、尊重他們的選擇。在有人呼救時，能發現他隱藏在傷口下的痛苦，盡自己所能幫助他，也接受他最後做出的任何選擇。

願所有苦痛都不被忽視，願所有靈魂都能好好被對待。

迴響

在現在社會的環境下，因為壓力而有過輕生念頭的人並不是少數。在這篇文章中，作者對這位病人的感受十分深刻，而且並不是以一般大眾對輕生者的角度去看病人。

文章中，首先點出了醫師團隊和病人家屬會面的場景，以母親的對答為開端：「我真的沒想到她做傻事」、「她就一直玩手機」表明了母親的立場——沒有辦法阻止、管教孩子，是因為孩子貪玩不聽話，並且解釋說這次打也只是因為女兒講不聽，平時不會，藉此減輕自己的罪惡感，讓我們了解到自己有在關心，但是卻不知道為什麼女兒會想要自殺。而這也是現在普遍社會表面上看起來的狀態，一味地批評自己看到事情的表面，卻沒有深刻了解原因。

而後，由主治醫師的一句話：「老師或親戚都沒辦法讓你信任，對嗎？」轉折到了正值青春期最需要的關心，這個年紀的我們，常常會因為身分轉變，逐漸有了自己的想法，對同儕的關注，以及群體生活的影響越來越大，父母親跟自己有隔閡或是沒有那麼密切關心的時候，沒辦法互相理解，逐漸有了距離；到了需要幫助的時候，才發現彼此伸出的手早已碰不到對方。在文中，作者以自己的經歷，點出了兩件事情：在大家都對自己有所期許，或是好學生的包袱之下，逐漸喪失自己原本的模樣，冷靜下來時，才發現自己早就不再是原本的自己，這除了暗示著現在逐漸社會化的我們，也暗示著這位病人可能也因為自己內心角色的衝突引起精神病發作；另一件事情就是對自殺的看法，儘管很多人們常說，生命並不是屬於自己的，若自己自殺了，帶給周遭人的心情或許只有無止盡的悲傷。但換一個角度來說，當覺得自己沒辦法在這條路走下去，且一路上支持自己的人逐漸消失的時候，或許自私一點，自我了斷也是個解脫的方式。

對於一個有自殺念頭的病人，或是一個負面情緒早就已經充滿了他的腦袋的人，一句鼓勵的話或是甚至只是加油都有可能是壓倒駱駝的最後一根稻草，不要想太多、努力啊，諸如此類的話，在他們的耳裡聽起來可能都是刺耳的。若是一個人能那麼輕易的加油、努力，又怎麼會那麼輕易地違反本能地尋求死亡呢？正如作者在文中提到的，對於自殺的人，該說什麼話或許一直都沒有正解，但是至少我們能做到的是，多去了解一個人，從原本精神狀況穩定，到逐漸下降的這段過程，然後陪伴他。

文章中後段，大部分是作者看到這位有自殺念頭的孩子，而觸發到的個人經驗，或許在我們實習醫學生的這段期間，能夠嘗試以中間人的角度，向孩子的媽媽說明自己的體會，我們自己都是過來人，學齡時可能遇到的霸凌、衝突等；多給予孩子陪伴，雖然任何言語都很困難，但是年齡相近，或許某時某刻就突然彼此有了一點點的聯繫。正因為我們還不是醫師，不會和病人有太過遙遠的距離，而且還能對病人有較深感觸的時候，從病人家屬身上多學習東西，並把這些經驗一路帶到我們之後的工作，也期許自己以後對相似的病人不要過度輕忽，能夠稍微指引他們走下小小的一段路。

11 凱旋門後

副院長目光如炬，視線投向當晚的值班醫師「昨天晚上發生了什麼事，相信大家都有所耳聞了吧。」值班醫師慌慌張張地站了起來，戒慎恐懼地開始報告當天的情況。「昨天在醫院急診，發現其中一位病人就醫時身上帶有兩把刀械。警衛和醫師基於安全理由，請求病人卸下身上的利器，過程中發生了一些爭執與衝突……」

「醫院警衛被砍傷，肩膀和頸後各有四到六公分的傷口，現在正在附近醫院治療中。」我倒抽一口氣，對於第一天來到精神科見習的我們，這絕對是最震撼的職前教育。

對於精神病房，社會中的人們多半仍帶有恐懼與誤解，例如「把你送去凱旋！」曾是國小時老師拿來嚇小朋友的台詞，也曾是國中同學們互相調侃的內容。在高雄人的記憶裡，凱旋並不代表拿破崙為了慶祝勝利而修建的雄獅凱旋門；這兩個字卻和精神疾病離不開關係。到了大學，終於輪到自己親身前往精神科見習，那種既期待又怕受傷害的心情，就像終於能見到英姿輝煌的雄獅，卻又害怕被反咬一口時的驚嘆與忐忑。

「這是各個病房的鑰匙，絕對要小心保管，千萬不要讓病人撿走了。」精神科秘書這樣警告我們。在這家醫院，要進入到每一層樓前都有一扇管制用門，進入後在護理站又有第二扇門，通過重重關卡後才是病房區。在那裡，任何尖銳可傷人或繩狀可自殺的物品都一律禁止，即便是一支筆，也被視為是殘忍的危險武器。之前的我可能會覺得這種監獄般的生活根本是在折磨病人，但在聽聞昨晚的事件後，我同情病人的心也開始動搖。

在通過層層關卡後，我和同學終於來到了本次見習的核心區域，五樓**身心科**病房，病房內大部分人都罹患了相同的疾病——憂鬱症。比起其他如**思覺失調症**或**物質成癮**等會造成衝動或**幻覺**的疾病，憂鬱症的病人明顯的攻擊性較低，但毫無例外的，整間護理站都被鋼條和玻璃板圍了起來，如同監獄中心的哨站，監控著所有人的一舉一動。

我掏出鑰匙打開了第二扇鋁門，門後的病人似乎已經習慣醫療人員的進出，但是對於我們這些生面孔，仍然止不住自己的好奇。其中一個婆婆往我們的方向揮手說：「帥哥早安喔。」我反射性的撇過頭，心中暗自祈禱她是和別人打招呼。為了避免尷尬，我趕快詢問護理師自己負責的病人在哪裡，並進入了同樣也是需要鑰匙才能打開的會談室。

「我被主管欺負，被同事歧視，甚至連醫師也不幫助我！」出乎我們二人意料的，林小姐看起來是一位再普通不過的年輕女性，若不是臉上永遠掛著濃濃的哀愁與憂傷，誰能想到她也是飽受憂鬱症所苦的病人。

「我明明在公司奉獻了那麼多年……若不是得了這種病……」眼看林小姐意志慢慢地消沉，我們趕緊抽出了面紙，想要在病人痛哭前，趕快展現一下學習已久的同理心。

根據林小姐所言，她在工作多年的公司遇到了不合情理的上司，在罹患憂鬱症後，公司主管不但沒有體諒她的遭遇，還不斷催促她返回公司上班，讓她的病情雪上加霜。

「都是那個醫生啦！他那樣子的治療對我根本沒有效，還把我跟**成癮病房**的人關在一起。」突然林小姐又激動了起來，繼續說道：「而且其他病人不知道為什麼都覺得那個醫師人很好，只有另一個女生相信我。」看到病人的情緒如此劇烈的改變，我們開始不知所措，只能拿手上的面紙擦了擦汗。

「我跟他們吵了好久好久，他們才願意把我調到身心病房，換主任來治療我，我的病才開始改善。」林小姐在憤怒與哀傷之外，顯露出對醫生的恐懼與不安。伴隨而來的是深深的無力感，好像全世界都背叛了她，只有主任這根救命稻草讓她願意忍受發生過的一切。

「那個——」我實在按捺不住自己的好奇心，問道：「請問一下，那個醫師到底是誰呢？」同學立刻瞪了我一眼。如果說好奇心能殺死貓，我剛剛的行為可能殺了一頭獅子。

「某某某醫師。」林小姐答道。見我們搞不清楚醫師名字的寫法，林小姐伸出了手說：「我寫給你們看。」

此話一出，我和同學面面相覷，頓時醫生的叮嚀浮現在腦海：「你們知道昨天砍人的病人嗎，不是你們想像中的魁梧大漢，而是個嬌小的女生。事實上，精神科最常傷人的反而是女性，因為警衛看到她們更容易放鬆戒備，也就更難防範出乎意料的攻擊。」我就像當天的警衛，面對維護醫院安全和保障病人就醫權利的雙重考驗，而這一切居然只是為了區區一支筆。

但是基於我長久以來閱讀過的精神病書籍，看過的電影，我自認為這是展現自己沒有歧視，能增進醫病關係的關鍵機會。我把筆交到了病人手上，身邊的同學立刻用力的捏了我的大腿，好像我剛把核彈發射的密碼交給恐怖分子一樣。

「某某某醫師……」隨著醫師的名字被寫下，筆也被交還到我們手上，我們心中的大石才跟著落下，好像剛經歷了生死交關的險境。

根據林小姐所說，她入院時被這位醫師安排到了自己負責的病房，而不是專門治療憂鬱症的病房，讓她感到相當的不被尊重，病情也沒有太大的改善，直到主治醫師換成專門治療憂鬱症的主任，她才慢慢地有了改善。

「我覺得我的狀況經不起你們這樣的詢問，能不能請你們換其他人啊。」林小姐委婉地說。不知道是我們仍然沒有取得她的信任，或是她的狀況實在不適合訪談，我們灰溜溜地逃離了會談室，向主任報告了剛剛的情況。主任也爽朗的讓我們改接另一個長期住院，已經歷過多次訪談的病人，我們也像丟開了一個燙手山芋般，鬆了一口氣。

「你怎麼可以給她筆呢，明明醫院都有規定不是嗎。」晚餐的時候，同學終於忍不住，用一種像是我犯了滔天大罪的語氣質問我。

「應該沒關係吧，只是一支筆，況且我們都在旁邊看著。」我努力地想要辯解，並試著轉移話題：「話說那個一開始的醫生是不是真的有問題啊？怎麼病人都抗議了還不讓她換病房。」我說出了另一個我懷疑很久的問題。

「精神病人的話，可信度都要打折扣吧。」同學滿不在乎的說。面對這種回答，我那充滿《飛越杜鵑窩》+、《二十四個比利》+的心忍不住要抗議。

+《飛越杜鵑窩》(*One Flew Over the Cuckoo's Nest*)：講述為了逃避監牢而裝瘋賣傻的主角，在精神病院無法忍受高壓管理奮起反抗的故事。故事中我們往往同情並嚮往成為這樣的反叛者，但無形中我們卻經常成為權力擁有者們沉默的幫兇，當立場對調，我們是否能在自己成為漠然的管理者前找回初心，是本文探討的價值觀之一。

+《二十四個比利》(*The Minds of Billy Milligan*)：敘述患有解離性身分障礙症的比利因強暴案遭美國警方逮捕，在法院、精神病院和社會大眾的檢驗下一步步揭開他過去病史的故事。當面對精神科病人時，我們面對的往往是比常人更加脆弱敏感、千瘡百孔的心靈，如何在醫學倫理的角度下同理他們的遭遇，是醫學生們共同的課題。

「怎麼會不可信呢？如果沒有人相信她說的是真的，那她的權益要有誰來保障，她被欺負時又有誰能主持正義？」我變得有點激動，同學也被我這種態度刺激到，開始認真的回答。

「如果她的疾病讓她有幻覺或**被害妄想**呢？這樣不是什麼人都可以指控了嗎？醫生又要怎麼保護自己的權益？」同學反駁道。

「也有別的病人這樣覺得啊，不就表示不是她一個人的偏見。」我努力地想要找到證據。

「那個人也是精神病人啊，她講的話也不一定能信吧。」同學輕鬆地戳破了我的證據。

「那這樣，即使全部的病人都痛訴醫師的不公，我們還是要一昧的保護醫師嗎？」我感覺自己就像《飛越杜鵑窩》的主角，想要反抗醫師無上的權威。

「那如果那個醫師真的沒做錯事，他不就無辜的被陷害？有可能那也只是治療的一環啊！」同學也不肯退讓，這場爭辯漸漸陷入僵局。

「這種東西，果然還是要看有沒有第三方的證據才能知道吧？」不想再繼續爭執，我提出了讓兩個人都能下台階的解釋。

「如果沒有能提供證據的方法呢？」同學也陷入了沉思。這種問題，可能不是現在的我們答得出的。我們決定，將答案留到明天，讓主任來公布解答。

第二天，在前往病房的路上，我們鼓起勇氣向主任提出了問題。

「如果沒有第三者能作證啊……」主任嘆了一口氣，繼續說道：「那也只能先相信病人了吧，畢竟我們的目標是要治療病人。讓病人的壓力源減輕，也是治療他的辦法啊。」主任掏出鑰匙打開了門。

我們兩人昨天的爭辯，現在變得像一場蒼白的玩笑。我們不是警衛，不是法官，我們是醫師，而醫師的職責只有一個，就是醫治病人。在治療疾病的過程中，沒有真理，也不需要正義，追求的只有病人的健康。

「我們要治療病人的憂鬱症，只要對病情改善有幫助的，我們都可以嘗試。」主任打開了第二扇門，話鋒一轉：「但是我只會讓病人換一次主治醫師，醫院不是菜市場，不能讓你換完一家又一家的。」主任一句話說出了醫院的為難。

「如果病人的情緒還是很強烈呢？我們還能為他們做什麼嗎？」我想起林小姐曾提起的壞上司，如果我們能幫助她擺脫職場糾結，是否也能幫助她恢復？

「不要被病人的情緒影響了。」主任打開會談室的門，走了進去。

「我們要給病人同理心而不是同情心，過度的同情病人的狀況，只會讓人陷入替代情感中，而失去了治療的目的。」主任提醒了我們。

主任一揮手，示意查房開始。病人一個個走進會談室坐下，訴說今天的心情，醫師也根據他們的狀況，調整治療策略與用藥。

當需要填寫文件時，醫師將筆交給病人填寫。

我想，這種醫者和病人之間的信任，可能就是醫病關係建立的開始，也是治療成功的起跑點，在信任病人的同時用客觀的態度去分析，也才能真的找到心中病的所在吧。

查房結束，我們跟著主任走出會談室，旁邊的一個婆婆看到我們經過，向這邊揮了揮手招呼道：「帥哥早安喔！」

「早安啊。」我下意識地也揮了揮手，打開護理站的門，走了出去。

迴響

作者透過自身實習的經驗。細膩的去描述精神疾病相關的倫理議題，讓我們去省思平時習以為常的話題：病人與醫師之間的互信，是否會因為病人角色轉換為精神病患者而有所不同呢？又要如何在「相信病人」、「病人尊嚴」、「病人自主權」與「保護病人與醫療人員」、「醫療專業」、「治療效果」等議題之中取得最適當的平衡呢？

作者開始先透過「『把你送去凱旋！』曾是國小時老師拿來嚇小朋友的台詞，也曾是國中時同學們互相調侃的內容。在高雄人的記憶裡，凱旋並不代表拿破崙為了慶祝勝利而修建的雄獅凱旋門；這兩個字卻和精神疾病離不開關係。」等描述，點出了即便在精神病去污名化長久實施以來的現今社會，人們的生活中還是普遍存在對精神病的恐懼、歧視、厭惡等負面的想法。這，不是一個對精神疾病患者友善的社會。

文中接著提到許多精神病人在醫院治療的現況，如「每層樓的病房都有兩道上鎖的門」、「整間護理站都被鋼條和玻璃板圍了起來，如同監獄中心的哨站，監控著所有人的一舉一動」、「任何有尖銳可傷人或繩狀可自殺的物品都是禁止的，即便是一支筆，也被視為是殘忍的危險武器」，雖然本意都是希望病人不會因疾病而傷害自己或他人，但這種像坐監服刑的管理方式卻也同時限制了病人們應有的自由和尊嚴。

接下來探訪林小姐的過程可說是將讀者帶入文章的高潮。緊湊的情節、對人物和現場情況的描繪，讓讀者們彷彿身處在當下那劍拔弩張的一瞬間，但也令讀者如作者一樣不禁反思：面對維護醫院安全和保障病人就醫權利的情況下，我們對於病人的信任居然縮水到借支筆都如世界末日般緊張的程度。此外，若是連身為醫護人員的我們，都無法或不願去相信病人，那這世界上又還有誰會去相信他們、體會他們疾病所帶來的痛苦？又有誰能在他們需要幫助時伸出援手呢？

事後與友人爭辯段落，再次不斷去衝擊著讀者的倫理價值，作者與他的同學分別站在兩種不同的角度上爭論著這件事。從作者同學的對話之中，我們還是隱約能感受到，那一絲藏在字裡行間之中對於精神病患者的不友善。即使身為一位醫學生，也會受到現今社會的影響，容易不自覺對病人表達的想法有所懷疑、打折、不信任，進而影響我們的判斷。但無法否認的是，這位同學所說也有道理，當我們選擇相信病人、回應病人要求的同時，得到的資訊是否完整正確？這樣的處置對病人身心的健康是否是最好的選擇？醫生是否會因此判斷錯誤而有法律責任？病人及醫師是否會因此有安全疑慮？卻也是我們應該顧慮的問題；而在此立場反面的作者，平時便閱讀許多精神疾患主題的書籍與相關電影，因此他會先試著以病人的角度出發，並提出「若連醫師都對病人產生懷疑，當病人真的有需要幫助時，還有誰能幫助他呢？」的質疑。而這樣的做法是否又違背身為醫者幫助病人的初衷呢？若全以醫師的判斷為依歸，就算醫師的處置都合乎醫療、科學上的共識，這樣對病人真的是最好的嗎？這些都是醫師在抉擇上會不斷遇到的問題。

文末主任的答覆，則是給了這場爭辯一個適切的答覆，也提供了一種或許可行的想法。在醫療行為上往往不會有第三方來判斷病人所提供的資訊是否正確，但是就如文中主任所說：「醫師的職責，是醫治病人。在治療疾病的過程中，沒有真理也不需要正義，追求的只有病人的健康。」我們出於醫者的責任，理應先相信病人，以謀求病人最大福祉。但與此同時，我們也應對我們的醫療專業有所堅持，如文章所述「給病人同理心而不是同情心，過度同情病人的狀況，只會讓人陷入替代情感中，而失去了治療的目的」，如此才能在這難以取捨的觀點間找到最好的平衡。

解析3

敘事待發的聆聽空間

沈眉君

■ 兒童青少年精神科專科醫師、前桃園醫院精神科主治醫師

■ 目前於英國倫敦 Tavistock and Portman NHS foundation 進修

■ 高雄醫學大學醫學系

> 有些沉默是無，它們是 0 或零度。但有時沉默成為孕育的過程；它變成 101－沉默之前與後的聲響讓它成為一種珍貴的溝通，正如同音樂中的休止或暫停，或雕塑中的空缺與縫隙。
>
> (Bion, 1995)+

實習醫學生的身分，在醫療團隊中的角色，相較於實習醫師，住院或主治醫師，以及護理或相關醫療團隊而言，是較為模糊而未有明確職責分掌的。這種模糊的角色定位，有時會讓實習醫學生感到焦慮或不知所措，但有時也因為這種模糊，能夠讓實習醫學生的臨床視角，不被已然清楚界定的職責與角色所限，而保持著對病人，其他醫療團隊與自己互動中的現象的好奇。且在其他醫療團隊或同儕，或醫學以外如人文領

+ Bion, F. (1995). The days of our years. *Melanie Klein & Object Relations, 13*(1), p. 20.

域師長的促成中，創造了一種潛在空間，能聆聽交雜在臨床知識與專業學習中沉默的敘事，進而能清理出聆聽與發現意涵的內在心理空間。

這種內在的空間並非有形可見，倒像是一種能耐，能讓自己體驗臨床中所促發的情緒或衝突想法，甚至是忍受沉默，沒有答案或不確定感帶來的焦慮，並與外在現象或個人記憶有所連結，更進一步地從體驗到消化理解。這種從外在氛圍與人際互動到內在空間的能力養成，並非單憑個人即可達到，也涉及到其他師長或團隊的引導，觀察前輩的示範，或在與個案的互動中逐漸塑造而成。而這過程不總是導向知識的滿足或解決問題，可能更常是在不愉快或困惑的經驗中，在受苦中去慢慢形塑而成。

從三位實習醫學生生動的描述中，能看到不同的外在與內在聆聽空間如何可能，他們都正在建立各自獨特的聆聽與反思空間的路上。以下將從幾個面向討論：主治醫師（醫療團隊）如何促成實習醫學生與個案關係，支持聆聽個案故事的人際空間；在臨床中，會壓縮聆聽空間的事件或人際動力；由聆聽而誘發回憶的內在空間；以及從脈絡中概念化經驗的抽象空間。

團隊促成聆聽的空間

在〈吵鬧的混亂世界〉中，作者描述了初見住院病人時的焦慮與不確定，擔心因為自己的語言使用，影響了甫開始且脆弱的醫病關係。然而，這種不確定感，能在主治醫師與個案的互動中，為實習醫學生創造了他們與個案關係的橋接，並烘托、支持著實習醫學生與個案關係的演進。個案與主治醫師本來已建立的信任關係，經由輕鬆的對話與眼神，轉而成為支撐實習醫學生與個案互動的基底。

隔天，跟隨主治醫師查房，他告訴主治自己晚上睡覺還是很多夢，主治說：「沒關係，我們有兩位解夢大師，你可以跟她們說自己夢到了什麼。」說著轉頭看看我們，而他只是靦腆地對我們點了頭笑了笑。

——引自〈吵鬧的混亂世界〉

在這轉身、眼神的交換過程中，主治醫師也同時向個案傳遞了，我們是一個團隊，會以不同的方式照看你的訊息。前一日實習醫學生與個案各自的焦慮，也暫時有了安放之所在。雖然，主治醫師不一定有時間直接聽個案描述他的夢，這種能夠聆聽的隱性空間的移轉，讓個案的故事能訴說並被實習醫學生聽聞。此移轉的並非醫病的權力關係，而是對個案的主觀經驗與感受開放與承接的可能性空間。

這天他說了很多，我們整整聊了一個小時，他說曾覺得會被聲音控制，吃藥後才改善，但還是聽得到聲音。在他的世界裡，鞭炮聲、喇叭聲很吵，半夜也有車子不停按喇叭……他的世界很熱鬧精彩，和一般人的完全不同……

——引自〈吵鬧的混亂世界〉

作者在聆聽個案故事過程中，雖也同時揣摩著她對精神病理的理解，但她仍保持了聆聽的態度與空間，這種空間也讓個案在這過程中，從本來為人師的姿態，轉而開始坦露自己的脆弱與困擾。這種聆聽經驗，也讓作者能去體會個案精彩，但因疾病而停留在某個時空的失落。

眾聲喧嘩——聆聽空間的不穩定性

同是初入臨床場域的見習經驗，在某些時候，會因過去的自身經驗，當時的情境，以及主治醫師或其他醫療團隊的支持方式，而讓人有截然不同的感受。特別是當身處在危險事件的影響時，關係的發展與聆聽的意向，便會受其他因素所影響，不管是現實中病人因精神疾患所帶來的潛在危險，或是價值觀的不同，或是權力位階的差異等等。這類多重因素相互影響的經驗並非少見，或許反而是常態。而實習醫學生尚在建立自身行醫處世模式的過程中，在各種因素的擾亂中，如何從經驗中學習，並建立起自身聆聽、解讀與整合不同的訊息的能力，也是一段段經驗現實的來回，與內在辯證的過程。在這過程中，自己原本的信念或認知可能會受到挑戰，而因此感覺到挫敗或無能，但也可能在這過程中，鍛造了自己對不同聲音的開放性與謙卑。

雖然從〈凱旋門後〉的描述不免讓人思考，醫療團隊讓實習醫學生進入臨床，以及與個案自行接觸的各種準備是否完善，該文仍誠懇地描述了作者與同組同學，在與個案建立關係，聆聽個案故事過程中所誘發的種種感受。作者細膩地呈現行動的抉擇與內在信念被挑戰的心路歷程，例如他因自己「自認為」沒有偏見的期許，而採取的行動，或聽聞傷害事件所帶來的效應。這種眾聲喧嘩帶來的不確定感，不只是沒有經驗的實習醫學生會感受到，而是有經驗的人也常會遇到的困境與兩難。臨床決定與作為的判斷，有許多時候需考量的因素遠多於「有證據的指引」。或許正因為他能夠反思這段思路，才讓他能開始覺察、審視每個人都「理所當然」會帶著的偏見與信念。

我就像當天的警衛，面對維護醫院安全和保障病人就醫權利的雙重考驗，而這一切居然只是為了區區一支筆。
……我把筆交到了病人手上，身邊的同學立刻用力的捏了我的大腿，好像我剛把核彈發射的密碼交給恐怖分子一樣。

——引自〈凱旋門後〉

作者本來想超越預想中的對精神病人的偏見，展示他的人文關懷，而他的行動立即受到同學的挑戰，而展開兩人一連串不同立場的討論。兩人的爭辯與對立，除了可能是被善於操弄好、壞醫師形象的個案人格結構影響外，也恰好塑造了兩種黑白分明的立場：給個案筆等同於完全信任個案，不考慮到精神病人因疾病所造成的對他人或個案自己的危險；而不給個案筆，又會被指責不近人情。這類對自己的信念的堅持，有時很容易發生在臨床的不確定性時，反射性地想找確認或一種解答來控制自己的焦慮。當這種對立的張力已然形成時，真的能夠聆聽的空間也跟著受限，到後來要尋求第三方（主任）的裁決。而所謂第三方的位置，讓本來的「爭辯」變得「蒼白」，似乎是作者這種主觀感受上的斷裂，才再度讓聆聽的空間得以展開。正如同作者所描述的主任的話——

「不要被病人的情緒影響了。」主任打開會談室的門，坐了進去。「我們要給病人同理心而不是同情心，過度的同情病人的狀況，只會讓人陷入替代情感中，而失去治療了的目的。」

——引自〈凱旋門後〉

主任所提點的，不是純然的認同個案的情緒或與個案的情緒融合，如同作者在這過程中，可能陷入全然相信病人的危險；而是以治療為目的的試圖去理解的「同理」，並說明主任信任病人的考量。然而，被病人的情緒影響，也可能是能夠理解病人處境的一種探測方式。只是從被影響，到覺察到可能陷入沒有彈性的替代情感；或是能在被影響的過程中，轉而能運用自己被挑動的情緒，去理解病人的處境並給定適合的處遇，需要的是在經驗中感覺理性的磨練過程。從另一極端來說，刻意避免自己被病人情緒影響，也可能讓自己超然的過度理性，忽略了在臨床中本就隨時可見的人的互動與情緒流轉間傳遞的訊息。

作者使用他給病人筆以及後來主任也給病人筆的前後並置，所呈現的不只是主任更能彈性的掌握治療性關係，與主任整合多方判斷後對個案的信任行為，而也呈現了作者在這經驗過程中，他從與同學爭辯與對峙關係中展開，而能開始反思的「第三方」內在空間。

聆聽與概念化的理解

而〈求救訊號〉一文中，主治醫師的危機處理與評估，以及在當下脈絡判斷下，如何照顧到個案與家屬與實習醫學生，則是另一種承接兩位實習醫學生與個案焦慮，促成聆聽的空間，與對經驗進一步概念化的過程。文中青少女個案老師的一通電話所誘發的各種喧亂焦躁，當作者與同學帶開個案，與她獨處時張力達到最高點，不知所措又需要做點什麼的情緒或讓實習醫學生感受到自身的無力，這些焦慮卻能在主治醫師及時到場後被吸納，並轉化成能夠聆聽與評估的場域。除了個案的生命故事得已被訴說以外，透過主治醫師對個案的詮釋，也讓實習醫學生能從中提取〈求救訊號〉的概念理解。

「她其實是在求救，」老師快速的走到兒科病房的玻璃門，按下門的開關，她轉頭說：「這是她對家長、對無力拯救的現況發出的最沉重的呼救。幸好我們都還來得及。」

——引自〈求救訊號〉

這幾句話並沒有任何專業醫學術語，卻清晰的展示了作為前輩的小兒科主治醫師，如何協助實習醫學生們去聆聽行動中的訊息，並發現其可能的意義。這種概念化理解的過程，也非預先設定或套用，而是從青少女訴說的成長經驗，以及她母親的多重照顧壓力，在一通電話後的情緒釋放，多重闡說中所提鍊出的一個觀點。此觀點的形成，也反映了從個案、她的母親、實習醫學生以及主治醫師等在場者共同促成的一種理解的行動。〈求救訊號〉這一概念理解的行動，也成為作者與自身重要回憶的連結點，促發她對自身好友、與她在文中提及的可能的「自殺者遺族」切身經驗的回憶與反思空間。

映照理解自身情緒的空間

「我好像被困在泥濘裡，我不想呼救，但卻又忍不住把我的困境告訴了你。」她有點困惑，「但我也不知道為什麼是你，可能是你也在這裡吧。」我笑了笑，人類總是對自己的同類特別敏銳。

——引自〈求救訊號〉

在學習過程中，總會在某些特定的脈絡，與特定人士互動中會勾引起自己濃烈難以梳理的情緒，這些情緒，有時早已被自動化的調適機制所處理或潛抑，被置放在心中某個晦暗不明，容易忽略的角落。臨床學習有趣的一部分，也在於這種置身於臨床中的自己，如何能逐漸地找到一種適合自己的方式，去審視這種偶然被照亮的私密經驗。〈求救訊號〉後半段，除了描述作者過往與憂鬱的好友夜裡相互照看與聆聽的回憶外，也用一種很特別的距離，小心探測並反思著自己與好友共通的「困境」，以及若自己親友離開，對她所帶來的衝擊，和她試圖理解的歷程。而當靠近自己情緒太近時，「理智的」轉向作為醫療人員關於自殺的探問與處理，或是對於生命價值與選擇的思考。這種在角色間交換的情緒與想法的流動，也反映了作者正在尋找理解自身經驗，試圖走出自己「情緒泥濘」，找尋訴說的語言的路上。

透過與好友對話的回憶與書寫，也讓作者自身的困惑，藉對話拉出「你與我」的空間，讓情緒在這一來一往的對話中被理清。即便可能不會找到困惑的解答，或是在未來的某些當下，也還是不知道能做些什麼。但過程中，也許能發現自己會逐漸變得有容忍與理解不同情緒張力的能耐。例如，若再回過頭看文中提到的，作者與同學跟青少女獨處時的焦慮，或許不只是身為實習醫學生不知該做什麼的焦慮，也反映著青少女在經驗自己情緒低谷以及她母親的情緒潰堤，母女的不知所措而投射出來的強大張力。這種不知所措帶來的迫切與哭喊，確實也被醫療團隊及時接收到了。

很感謝王心運與林慧如兩位學長姊的邀請，讓我有機會閱讀三位實習醫學生的倫理故事，也重新憶起自己曾是實習醫學生時的跌跌撞撞。高醫的團隊能持續開辦臨床敘事倫理課程，持續撒播著讓學生們從體驗中學習的種子。當年還在醫學教育改革前期的我們，可惜還未能有從敘事倫理學的角度反思臨床見習的學習經驗。也期待新一代的後進們，在課程之外，仍能保護孕育這些已漸有雛型的潛在反思空間，找到適合自己的聆聽方式與行醫之路。

《心的時差》醫學小學堂 藥劑科

確保用藥安全，用藥前請核對藥名並詳閱藥袋內容

邊緣型人格障礙症 (Borderline Personality Disorder, BPD)

人格障礙症的一種，其定義為衝動及無預測能力、不確定的自我形象、緊張及不穩定的社交關係，以及情緒變化極大。

多發性硬化症 (Multiple Sclerosis, MS)

一種慢性疾病，因免疫系統攻擊保護在神經纖維周圍的髓鞘，從而引起發炎。當有助神經快速且有效地傳導電信號的磷脂受損，便會影響中樞神經系統，尤其是大腦、脊髓和視神經，導致全身出現多種症狀。多發性硬化症的發展難以預測，部分病人出現輕度症狀，例如視力模糊、麻木和四肢發麻。但在嚴重的情況下，病人甚至可能會癱瘓、視力喪失和行動不便。

Tinetti 步態與平衡評估量表
(Tinetti Performance Oriented Mobility Assessment, POMA)

一種評估人於靜態及動態平衡能力的臨床測試。

多發性硬化症擴展殘疾狀況評分表
(Expanded Disability Status Scale, EDSS)

一種針對多發性硬化症之殘疾情況的量化評估方式，並監測時間區段中殘疾情況變化的方法。廣泛用於臨床試驗和多發性硬化症病人的評估。

《心的時差》醫學小學堂 藥劑科

確保用藥安全，用藥前請核對藥名並詳閱藥袋內容

漢氏憂鬱量表 (Hamilton Depression Rating Scale, HAM-D)

是憂鬱症研究中使用最廣泛的評量工具。美國國家精神疾病研究中心 (NIMH) 及食品藥物管理局 (FDA) 皆推薦此量表為憂鬱症相關研究之標準評量。

....

鬱症 (Major Depressive Disorder, MDD)

病人經歷鬱症發作，但無躁症發作。鬱症發作主要是悲傷或失去愉悅的感覺至少兩週，其他伴隨症狀包括無價值感、罪惡感、退縮、失眠、食慾及性慾降低、動作遲緩或焦躁不安等。

....

主要照護 (Primary Care)

係指實習醫學生負責某住院病人之第一線事務處理，是見實習階段相當具有特色的一個關鍵詞。當實習醫學生到每一科實習時，老師會指派給醫學生一位主要照護的病人，使其與該病人會談相處，觀察其臨床症狀是否改善，並報告主治醫師或住院醫師。而與該病人相關之「第一線事務」內容包括：血液檢體採集、病情及同意書說明、病人之住院、病程和出院病歷記錄等，工作內容及權責依每間醫院規定而略有不同。主治醫師和住院醫師有隨時督導實習醫學生的責任。為顧及病人安全，實習醫學生做任何處置決策前，須先經住院醫師或主治醫師批准方可執行。

《心的時差》醫學小學堂 藥劑科

確保用藥安全，用藥前請核對藥名並詳閱藥袋內容

物質濫用 (Substance Abuse)

物質使用障礙症 (Substance use disorder) 精神疾病診斷與統計手冊 DSM-IV 中將病態的物質使用分為兩類：物質濫用和物質依賴。而在改版的 DSM-5 手冊中將兩者合併為一個診斷類別，即物質使用障礙症。

指酒精和古柯鹼等物質濫用的程度，已經造成不適應、社會及工作功能減損，掌控或戒除都變得不可能。也可能因為生理依賴而產生耐受性或戒斷症狀。

……………………………………………

病理性近視 (Pathological Myopia)

眼睛除了有光學性的模糊以外，多少會有些許退化，主要原因是眼球變大，鞏膜、脈絡膜和視網膜相繼變薄，形成退化。

……………………………………………

雙相情緒障礙症 (Bipolar Disorder)

即俗稱的躁鬱症。為情感性疾患的一種，特徵為鬱期和躁期的交互出現。

……………………………………………

PGY(Post-graduate Year)

不分科住院醫師，是在醫學生畢業之後的第一至二年的住院醫師，還沒有選科。

……………………………………………

智能障礙 / 智能不足 (Intellectual Disability, ID)

智力功能低於平均，且伴隨著適應行為障礙的一種疾病，通常在很小年紀就可確認。

《心的時差》醫學小學堂 藥劑科

確保用藥安全，用藥前請核對藥名並詳閱藥袋內容

思覺失調症 (Schizophrenia)

舊有譯名為精神分裂症，是一種嚴重的心理病態，主要特徵是病人的自我感喪失、情緒紊亂、知覺脫離現實、思想錯亂及動作怪異等。其症狀包括三個範疇：正性、負性和解構。

1. 正性症狀 (Positive Symptoms)：
   為思覺失調症急性發作的特徵，包含過度和扭曲，像是妄想和幻覺。
2. 負性症狀 (Negative Symptoms)：
   指行為缺陷，像是缺乏動機、社會親密性、愉悅感，以及情感表達。
3. 解構症狀 (Disorganized Symptoms)：
   包括解構的語言 (如思考不連貫) 和解構的行為 (如僵直症)。

……………………………………

妄想 (Delusions)

與事實相反的想法。儘管證據顯示該想法與事實相反，個人依舊堅持己見，是妄想症中常見的症狀。

……………………………………

被害妄想 (Persecutory Delusions)

被害妄想的病人會認為自己被他人設計陷害或打壓。

……………………………………

17 y/o

表示 17 歲，因醫師日常需要寫的病歷很多，因此一些常見的字詞常以縮寫表示，year old 寫成 y/o 是其中之一。

《心的時差》醫學小學堂 藥劑科

確保用藥安全，用藥前請核對藥名並詳閱藥袋內容

IPD system

安裝在醫院電腦上用來管理病歷、檢查報告、開立醫囑的系統，每家醫院的系統名稱可能不一樣。

入院病歷 (Admission Note)

每位新病人入院時都要完成一份，交代病人的基本資料、本次入院的原因、診斷及治療計畫等內容。

Rapport

直譯為關係，引申為醫生和病人的互信關係。精神科醫師和病人會談時建立好的 rapport 有助於往後的治療，例如讓病人按時吃藥、定期回診、願意說出心裡的話不隱瞞等。

非特定憂鬱症 (Unspecified depressive disorder)

臨床專家選擇不說明這個病症不符合特定憂鬱症準則的原因，包括因為沒有足夠的資訊得以更確切的診斷的情形 (如：在急診室裡)。

創傷後壓力症 (Post-traumatic stress disorder, PTSD)

參與戰爭、遭強暴、經歷天然災害後對嚴重壓力的極端反應，包括闖入性的再度經驗創傷事件、出現其他情緒及認知改變的信號，以及警覺或反應性升高 (噩夢、一再地作夢、其他睡眠困擾) 的症狀。

性侵害創傷 (Sexually Abused Trauma)

易產生性侵害創傷症 (Rape Trauma Syndrome, RTS)，導致病人害怕、憂鬱、有罪惡感、不信任他人；及性侵害創傷後壓力症候群(Post-Traumatic Stress Disorder, PTSD)，導致病人對於受侵害事件經常有重複和侵入式的回憶，或覺得自己被隔離，變得很防衛、僵化等。

自殺意念 (Suicidal Ideation)

即自殺的想像、衝動。

自殺企圖 (Suicide Attempt)

指實際嘗試自殺行為。

B 群人格障礙症 (Cluster B Personality Disorder)

人格障礙症為精神疾病的一個類群。具有長期存在、變通性差、適應不良的人格特質，會造成社會和職業功能減損。

精神疾病診斷與統計手冊 (DSM-5) 將十種不同的人格障礙症分成三個類群，分別是奇特且古怪的類群 A、戲劇性、情緒化或不穩定的類群 B，或焦慮、恐懼的類群 C。

其中 B 類群包括：反社會型人格障礙症、邊緣型人格障礙症、做作型人格障礙症、及自戀型人格障礙症，特徵是高度不一致的行為、誇大的自尊、違規行為以及誇張的情緒表現。

《心的時差》醫學小學堂 藥劑科

確保用藥安全，用藥前請核對藥名並詳閱藥袋內容

Expired

原為到期的意思，在醫學上指病人死亡。

間歇性低落

即使有旁人無法預期的情緒低落，但可恢復正常情緒 (大多無法預測，且難以外力嘗試改變)。

腦炎 (Encephalitis)

腦部受到細菌、病毒、寄生蟲等病原體入侵，引起發炎症狀。病人症狀包括發燒、頭痛、嘔吐、意識混亂、疲倦、嗜睡和畏光。嚴重症狀包括癲癇、顫抖、幻覺、記憶問題。

癲癇 (Epilepsy)

起因於腦細胞不正常放電所引起的一種臨床表徵；病人可能呈現昏迷狀態，並有全身抽搐之大發作，可能只有一邊手、腳之局部抽搐或感覺異樣，也可能呈現重覆同一動作之自動症等局部發作。常見之誘發因素有：發燒、熬夜、酗酒、情緒不安、過度饑餓、飲食不均衡等。

胼胝體 (Corpus Callosum)

由連接兩側大腦半球的大束神經纖維組成，功能為負責溝通兩側大腦，故切除的目的是為了讓癲癇放電波傳到對側大腦的通路受阻。

《心的時差》醫學小學堂 藥劑科

確保用藥安全，用藥前請核對藥名並詳閱藥袋內容

廣泛性發作

癲癇廣泛性發作時的臨床症狀通常是同時發生在身體雙側，而且表現對稱，但有時可能出現頭及眼球的單側偏移。廣泛性發作通常迅速使得兩側大腦半球同步化出現放電表現。在廣泛性發作時，臨床表現差異極大，病人通常會失去意識；但某些狀況下，病人可能仍然保有部分的知覺。

病識感 (Insight)

精神醫學用語，A. S. David 在 1990 年提出三個面向以作解釋：

1. 察覺自己有精神疾病 (Awareness of illness)；
2. 能認知到自身的症狀是由於疾病引發 (Re-label the psychotic experience as abnormal)；
3. 能服從治療 (Treatment Adherence)。

我們可以用一個病人是否具備上述三項心智功能來粗略區分成病識感差 (poor insight)、具有部分病識感 (partial insight)、病識感良好或完全 (good insight)；「部分」到「完全」的分水嶺，各家說法不一，讀者不妨用面對治療的積極程度 (覺得自己病了所以尋求治療、或者醫師說我需要吃藥所以要聽醫生的) 來理解其間差異。

情緒穩定劑 (Mood Stabilizer)

一種精神科使用的藥物，可控制亢奮、憂鬱、衝動等症狀，主要用於雙相情緒障礙症的躁症發作，用於穩定期的病人可預防復發。

《心的時差》醫學小學堂 藥劑科

確保用藥安全，用藥前請核對藥名並詳閱藥袋內容

神經多樣性 (Neurodiversity)

指人腦在非病理意義上有關社交，學習，注意力，情緒和其他心理功能的變化，後人用以表示神經功能障礙是人類基因組變化的結果，意圖減少社會大眾對部分心理障礙症的偏見和汙名。

DSM-5

美國精神醫學學會 (American Psychiatric Association) 最早於 1952 年出版的《精神疾病診斷與統計手冊》(Diagnostic and Statistical Manual of Mental Disorders, DSM)，歷經多次修改後，現今使用版本為 2013 年出版的第五版，為心理專業人員所使用的正式診斷系統。

第一型雙相情緒障礙症 (Bipolar I Disorder)

雙相情緒障礙症的一種，診斷的基準是一生中至少出現過一次躁症發作。大多數第一型雙相情緒障礙症的病人也會經歷鬱症發作。

第二型雙相情緒障礙症 (Bipolar II Disorder)

雙相情緒障礙症的一種，病人至少經歷過一次鬱症發作及一次輕躁症發作。

幻聽 (Auditory Hallucination)

一種幻覺，指在沒有任何相關環境刺激下產生的聽覺經驗。

《心的時差》醫學小學堂 藥劑科

確保用藥安全，用藥前請核對藥名並詳閱藥袋內容

關係妄想 (Reference Delusions)

病人堅信周圍環境的各種變化和一些本來與他不相干的事物，都與他有關係。如別人的談話，無線電廣播、報紙上的文章和訊息是針對他而產生的；別人咳嗽、吐痰是表示輕視他等。

思考廣播 (Thought Broadcasting)

病人認為自己的想法被廣播或傳送出去，所以別人知道他在想什麼。

多巴胺 (Dopamine)

中樞神經系統的神經傳導物質。此種兒茶酚胺是正腎上腺素的前驅物質。也與思覺失調症和帕金森氏症的症狀有明顯關聯性。

神經傳遞物質 (Neurotransmitter)

將神經脈衝從一個神經元傳遞到另一個神經元的重要化學物質，例如血清素、多巴胺、正腎上腺素。

注意力不足／過動症 (Attention Deficit / Hyperactivity Disorder)

一種兒童障礙症，主要病徵為很難適當地將注意力放在該做的工作上、不適當的坐立不安及反社會行為、過度無目的導向的行為。

《心的時差》醫學小學堂 藥劑科

確保用藥安全，用藥前請核對藥名並詳閱藥袋內容

自閉症 (Autism Spectrum Disorder)

正式名稱為自閉症類群障礙症，是一種兒童期發病的障礙症，包括社交溝通及社交互動缺陷、受限及重複行為，以及嚴重語言缺陷案例。精神疾病診斷與統計手冊 (DSM-5) 將亞斯伯格症、其他未註明的廣泛性發展障礙症都歸納在自閉症類群障礙症中。

……………………………………………

破傷風 (Tetanus)

由破傷風桿菌造成的疾病，由傷口途徑傳染，通常較深的傷口較有機會感染。最主要的危害是破傷風桿菌的神經性毒素會影響神經系統，預防方式是受傷後施打疫苗。

……………………………………………

身心科 (Division of Psychiatry)

又名精神科，嚴重如思覺失調症、雙相情緒障礙症，輕微如失眠、憂鬱、焦慮等，都能在身心科得到幫助與治療。

……………………………………………

物質成癮 (Substance Addiction)

物質成癮指使用物質已達到生理依賴，也就是已出現明顯的耐受或戒斷症狀。醫學上通常是指稱較為嚴重的物質使用障礙症。

關於物質使用障礙症的定義與診斷準則，詳見「物質濫用」一欄。

……………………………………………

幻覺 (Hallucination)

沒有任何環境刺激下產生的感覺經驗。

《心的時差》醫學小學堂 藥劑科

確保用藥安全，用藥前請核對藥名並詳閱藥袋內容

成癮病房

精神科醫院的病房之一，主要收治毒品與酒精的戒斷、輔導治療的病人。

《心的時差》醫學小學堂 藥劑科

確保用藥安全，用藥前請核對藥名並詳閱藥袋內容

醫學小學堂 編寫參考書籍

・游恆山（譯）(2014)。**心理學（六版）**（原作者：R. J. Gerrig）。臺北市：五南圖書。（原著出版：2012）

・張本聖、徐儷瑜、黃君瑜、古黃守廉、曾幼涵（譯）(2017)。**變態心理學（三版）**（原作者：A. M. King, S. L. Johnson, G. C. Davison, & J. M. Neale）。臺北市：雙葉書廊。（原著出版：2015）

・臺灣精神醫學會（譯）(2014)。**DSM-5 精神疾病診斷準則手冊**（原作者：American Psychiatric Association）。新北市：合記圖書。（原著出版：2013）

《心的時差》醫學小學堂 藥劑科
備忘錄

《心的時差》醫學小學堂 藥劑科
備忘錄

《心的時差》醫學小學堂 藥劑科
備忘錄

《心的時差》醫學小學堂 藥劑科
備忘錄

《心的時差》醫學小學堂 藥劑科
備忘錄

《心的時差》醫學小學堂 藥劑科
備忘錄

《心的時差》醫學小學堂 藥劑科
備忘錄

《心的時差》醫學小學堂 藥劑科 備忘錄